"中医药在海外"丛书

中医药在匈牙利

徐晓婷 李 静 陈君超 编著

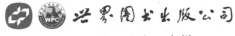

世界图书出版公司

上海·西安·北京·广州

图书在版编目(CIP)数据

中医药在匈牙利 / 徐晓婷,李静,陈君超编著. —上海:
上海世界图书出版公司,2021.1
(中医药在海外 / 桑珍,郑林赟主编)
ISBN 978-7-5192-8018-5

Ⅰ. ①中… Ⅱ. ①徐… ②李… ③陈… Ⅲ. ①中国医
药学-概况-匈牙利 Ⅳ. ①R2

中国版本图书馆 CIP 数据核字(2020)第 219788 号

书　　名	中医药在匈牙利
	Zhongyiyao Zai Xiongyali
编　　著	徐晓婷　李　静　陈君超
责任编辑	吴柯茜
封面设计	张亚春
出版发行	上海世界图书出版公司
地　　址	上海市广中路 88 号 9-10 楼
邮　　编	200083
网　　址	http://www.wpcsh.com
经　　销	新华书店
印　　刷	上海景条印刷有限公司
开　　本	890 mm × 1240 mm　1/32
印　　张	4.125
字　　数	86 千字
版　　次	2021 年 1 月第 1 版　　2021 年 1 月第 1 次印刷
书　　号	ISBN 978-7-5192-8018-5/R · 572
定　　价	35.00 元

"中医药在海外"丛书编委会

前　言

当前中医药振兴发展迎来了天时、地利、人和的历史性机遇，随着国家不断出台政策支持和鼓励，中医药发展正在迅速崛起，迎来更广阔的发展机遇。中医药是我国国粹，随着各国对天然药物需求的不断增加和中药现代化步伐的加快，中药在世界医药中的影响和地位日益受到重视。加强中医药海外发展，不仅可以调整国内中医药行业的产业结构，促进中医药产业的优化，解决国内就业问题，从而带动经济持续增长，还有利于传播中医药文化，提高中国的国际影响力和号召力。

为进一步助力中医药国际化，传播中医药文化。在中医药国际合作专项的支持下，上海中医药大学杏林学者——外向型人才培养计划的中青年学者承担了"中医药在海外"系列丛书的编撰工作。根据工作实际和专项研究成果编撰整理，总结成书，对中医药在不同国家的海外发展进行了分析。本套丛书按国别分册，编写注重数据收集与整理分析，侧重于不同国家的政治与经济环境、中医药发展轨迹、中医药教育、中医药的立法和政策环境、市场机遇与挑战、应对措施等方面，意在探索中医药海外发展模式、如何应对挑战，对中医药服务贸易推动出口、带动就业，应对中医药海外发展遇到的挑战提供一定参考路径和方法。

本套丛书重点研究以下三个方面：第一，中医药立法。海外中医药立法对中医药事业长远发展具有重要意义。海外中医药立法从法律层面明确了中医药的重要地位、发展方针和扶持措施，为中医药事业发展提供了法律保障。中医药立法针对中医药自身的特点，规定了中医师的注册、中药管理机构的设立等方面，有利于保持和发挥中医药特色和优势，促进中医药事业发展。第二，中医药教育。全球化有力地促进了中医药教育的发展，同时也迫切要求其规范化与标准化建设。近10年来，国际中医学教育标准化进程日益加快，已成为世界医学教育发展的潮流，且不同国家的中医药教育有不同的特点和模式。第三，中医药发展面临的挑战，以及应对措施。详细分析中医药在所在国发展面临的挑战，针对挑战提出相应的应对措施，探索中医药的发展模式，从而辐射和带动周边国家的中医药发展。

逆水行舟，不进则退。中医药海外发展正面临着日益复杂的国际形势和其他传统医药的激烈竞争。本套丛书积极探索中医药海外发展面临挑战的应对措施，即主动拓展多样化的中医药市场、研究开发适合所在国需求的中药、建立中药材及中药制剂工艺和质量控制标准化等。力求中医药海外发展不囿于单一的医疗体验，而是更加的多元、复合，并且具有更好的环境适应性和发展潜力，助力中医药海外发展。

本套丛书的使用对象是与中医药海外发展相关的管理、医疗、卫生、产业、科研等领域的从业者，希望能为他们提供有益的参考和帮助。当然，本套丛书尚存在一些不甚成熟之处，欢迎批评指正。

目　　录

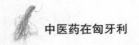

第一章

匈牙利国家概况

第一节　基　本　情　况

一、历史与政治

匈牙利国家起源于东方游牧民族马扎尔部落。公元896年，马扎尔游牧部落从乌拉尔山西麓和伏尔加河湾一带移居多瑙河盆地。1000年，匈牙利大公伊什特万一世建立了封建制国家，成为匈牙利历史上第一位国王。历史上，匈牙利曾多次受到邻国入侵，如1241—1242年间受到蒙古金帐汗国的攻击而损失惨重，1526年由于土耳其的大举入侵造成匈牙利封建制国家的解体。1541年，匈牙利分裂成三个部分，分别由哈布斯堡王朝、土耳其苏丹和埃尔代伊大公统治。直到1699年，哈布斯堡王朝统一匈牙利并进行集中管理。1849年，匈牙利共和国成立。1867年，匈牙利和奥地利合并为奥匈二元帝国。1919年，成立匈牙利苏维埃共和国，继而被推翻，恢复了匈牙利王国。1949年，匈牙利人民共和国正式成立。1956年，匈牙利爆发十月事件。1989年，根据宪法修正案将国名更改为匈牙利共和国。

2012年，匈牙利颁布新宪法，正式更改国名为匈牙利。匈牙利实行多党议会民主制，执行立法、行政和司法三权分立

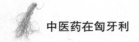

的原则。政府是国家的最高行政机构，按照法律规定，各部部长由总理提名，总统任命。匈牙利国会实行一院制，是立法机关和国家最高权力机构，负责法律的起草和通过，每4年普选一次。

二、地理与气候

匈牙利位于欧洲中部，属于内陆国家，疆土面积9万多平方千米，边境线全长2 246千米，地势以平原为主，大部分地区海拔较低。匈牙利有19个行政州，其首都为布达佩斯。布达佩斯是匈牙利最大的城市，也是全国主要的商业、政治和交通中心，位于多瑙河中游两岸，素有"多瑙河明珠"的美誉。其他主要城市包括德布勒森、米什科尔茨、塞格德和佩奇等。截至2019年1月，匈牙利全国总人口数976.4万，其中首都布达佩斯人口175万。匈牙利的主要民族为匈牙利族，约占全国总人口的90%。匈牙利语是国家的官方语言，也是欧洲使用最广泛的非印欧语，属乌戈尔语分支。除此之外，英语、德语也较为普及。匈牙利人民大部分信奉天主教和基督教。

匈牙利与我国黑龙江省中部地区纬度相近，位于北纬46°～49°。欧洲第二大河流多瑙河，从斯洛伐克南部开始，一直流向匈牙利北部，将匈牙利国土分为东西两个部分。匈牙利东部是广袤无际的平原，面积为5万多平方千米，由多瑙河的支流蒂萨河冲积而成。西部是山势不高的层峦叠嶂山地，凯凯什峰是该地区最高的山峰。西部的主要水体是巴拉顿湖，该湖面积600多平方千米，是欧洲最大的淡水湖，也叫作"匈牙利海"。此外，匈牙利还拥有世界上最大的温泉湖——赫维兹湖。

匈牙利受多种气候影响，如大陆性气候、地中海气候和大西洋暖流。由于地理位置的不同，匈牙利东北部地区与西部地区的气候具有显著差别。东北部夏季炎热潮湿，冬季寒冷干燥，因其更靠近欧洲内陆地区，所以大陆性气候占主导。而西部地区主要受地中海气候和大西洋暖流的支配，因此冬季较为暖和。匈牙利除冬季外，其他三季温度适宜且多雨，比较宜居。匈牙利全年平均气温为10.8℃，冬季平均气温-1.2℃，年平均降水量为600多毫米。

多样的气候也为匈牙利药用植物的种植和开发提供了良好的地理条件。艾草是匈牙利人使用最多的草药之一，它与青蒿同属菊科植物，具有促进消化、消炎的功能，可用来治疗消化功能疾病，例如胃炎和消化功能紊乱。艾草直接冲泡作为茶饮既可助消化，亦可用来驱虫。此外，罂粟、洋地黄、麦角、薯蓣、长春花等植物也是匈牙利重点药用研究对象。而国外一些药用植物也被引入匈牙利，例如英国的薄荷、法国的薰衣草等。

三、经济与文化

（一）经济发展

自1989年起，为了更好地融入欧洲的经济环境，匈牙利

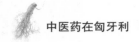

开始由计划经济逐步过渡到市场经济。1996年，匈牙利正式加入经济合作与发展组织（OECD）。目前，匈牙利经济水平处于中等发达国家行列，有着较高的年人均国内生产总值。匈牙利还是欧盟、世界贸易组织、欧洲自由贸易协定和中欧自由贸易区等多个贸易组织的成员。在对外贸易方面，匈牙利已与多国签署了双边自由贸易协定，如土耳其、以色列、爱沙尼亚和克罗地亚等。与许多国家一样，匈牙利经济增长和外贸出口的主要驱动力来自境外投资。目前，私营经济的产值仍牢牢占据匈牙利国内生产总值总额的大部分比例。

匈牙利的工业基础较好，主要研发和生产通信器材、计算机、电子仪器、生物医药和化学化工等具有本国特色的知识密集型产品，且发展迅速。制造业在匈牙利经济中比重较高，其中的支柱产业是汽车工业，约占制造业比例的30%。匈牙利是中欧和东欧最大的药品生产国和出口国，制药业是匈牙利最具竞争力的产业之一，但中草药等天然药物的产业比重仍然相对较低。不过近年来匈牙利生物技术产业发展迅猛，其发展水平和规模已位于欧盟国家的前列。此外，匈牙利的农业基础也比较好，62%国土的面积为农业用地，主要用于种植小麦、马铃薯、玉米等农作物。与农业相比，匈牙利的矿产资源就相对较为贫乏，只有少量褐煤、天然气、石油、铁和锰等，不过铝矾土储量相对较多，位居欧洲第3名。

（二）科教文化

在科技方面，匈牙利注重科技与经济的融合创新，为了推动匈牙利的经济发展，政府加大力度扶持科技创新企业。在教育方面，约1/3的匈牙利就业人口曾接受过高等教育，其国民综合素质普遍较高。1986年，匈牙利推行新的教育法，目的是通过推动学校民主化发展，从而提高各类学校在业务和经济上的自主权。1993年，匈牙利又进一步通过了高等教育法，由教育部管辖全国所有教育机构。目前，匈牙利共有专科学校700多所，高等院校近70所。与我国9年义务制教育不同，匈牙利实行的是12年制义务教育（小学8年和中学4年），同时还实行幼儿免费入托。从学制上看，除了医科大学学制是7年外，其他大学的学制是4～6年。从办学模式看，主要为公办学校，当然与其他国家一样，也有私立、教会和基金会学校。

在新闻出版方面，其制度相对宽松，目前在匈牙利经营的报纸只需向文化部注册即可，一些刊物还吸收外国资本入股投资。《人民自由报》《民族体育报》《匈牙利民族报》《匈牙利新闻报》《人民之声报》和《世界经济报》是匈牙利发行量较大的全国性报纸。主要电视台和广播电台有匈牙利电视台、多瑙河电视台、裴多菲广播电台等。总体上，匈牙利的文化还是比较包容和开放的，例如当地民众对中医药等外来文化接受度尚可，中医药在匈牙利的实际应用已有30多年，目前已被当地老百姓普遍接受。

（三）人文旅游

匈牙利旅游资源丰富，不仅有壮丽的欧式建筑，还有秀美的自然风光，吸引着大量国外游客慕名前往。布达佩斯、多

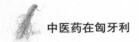
瑙河湾、马特劳山、巴拉顿湖等是匈牙利主要的旅游景点，匈牙利有8处名胜被联合国列入《世界遗产名录》，匈牙利本国设立的国家公园有9个，最佳旅游时间是春秋季节。此外，匈牙利舞曲和葡萄酒也扬名在外，深受游客的喜爱。

第二节 对外交往

一、全球外交

对外方面，匈牙利主动参与欧洲一体化建设，与中欧地区合作不断加强。2004年，匈牙利加入欧盟；2007年，又加入欧洲申根协定，积极利用欧盟资源和地理优势，扩大本国影响力。匈牙利已与全球大部分国家建立起了外交关系。加入欧盟后，匈牙利着重发展与亚太地区各国的关系，特别是与中国等经济迅猛发展的亚洲国家。2008年国际金融危机后，为高效应对全球化挑战，匈牙利加强与中国、俄罗斯和印度的经济外交，力图成为亚欧贸易中的桥头堡。

二、中匈交往

匈牙利与中国保持着长期友好的关系，是最早承认中国主权的国家之一。1949年10月4日，匈牙利宣布承认中华人民共和国，10月6日两国建立正式的外交关系。自中匈建交以来，两国关系全方位发展，两国领导人频繁互访，在国际事务中也经常合作，特别是在一系列重大国际问题上，如中国抗美援朝、恢复联合国席位等，匈牙利都始终积极支持中国立场。然而，自1989年匈牙利国内发生政变起，两国双边交往活动逐渐减少。直到1991年钱其琛外长应邀访问匈牙利，才又重启中匈两国的亲密关系。

此后，双方在经贸合作上不断深入，匈牙利也成为中国在中东欧最大的投资目的国。近年来，中匈两国的贸易总体呈现出平稳增长的态势，中国已经成为匈牙利在欧盟以外的最大贸易伙伴。据欧盟统计局统计，2016年匈牙利与中国的双边货物贸易额达73.5亿美元，匈牙利从中国进口58.4亿美元，机电产品是匈牙利从中国进口的主要商品，匈方贸易逆差为43.3亿美元。

中匈两国在文化教育领域也有着密切的合作。1990年，匈牙利政府文化代表团首次访华，两国签署了多项文化体育合作交流计划和协议；2006年，匈牙利首个孔子学院落户罗兰大学；2013年，中国和匈牙利互设文化中心。中匈两国在科技方面合作紧密，合作领域涉及通讯、交通工具生产、电子、电力机械和化工等。此外，中国国内省市与匈牙利之间的交往也不断扩大，共有36对互结友好的城市或省州。两国在旅游与文化交流方面也互动频繁，例如2005年9月匈牙利文化周在北京举行，2008年6月历时9个月、在中国9个城市举办活动

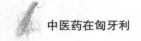

的"匈牙利节"闭幕式在深圳举行。

第三节　医疗与卫生

一、基本医疗情况

据世界卫生组织（WHO）2011年的统计，匈牙利的全国医疗健康总支出约占国内生产总值的8%，人平均寿命为76岁。匈牙利现有医院约180家，每千人口医师数为3.7名。牙医共有近3 000名，家庭医师共有5 125名，每个家庭医师大约为2 000名社区居民提供医疗保健服务。每千人口床位数为8张（其中1/4的床位属于长期治疗和康复床位），平均住院天数为8.5天。医疗机构中，公立医疗机构约占90%，分别归属于卫生部或自治州政府；其余10%为私立医疗机构，这部分私立医院通常是针对妇科或外科服务的专科医院。匈牙利老年人口较多，60岁及以上人口占全国总人口数的20.6%。近年来匈牙利全国人口一直是负增长的趋势，2018年人口自然增长率为−0.34%。人口死因排名第一的疾病是循环系统疾病，其次则为癌症和呼吸系统疾病。鉴于中医药在癌症辅助治疗以及呼吸系统方面治疗的优势，在匈牙利的健康医疗方面具有广阔应用前景。

二、卫生保健体制

目前，匈牙利实行全民医疗保险制度，国家医疗保险费用的支出由卫生保险基金负担。从19世纪末期到20世纪上半叶，匈牙利先后实行过社会保险制度以及苏联的卫生保健体制。在卫生保健体制转变后，匈牙利开始实行类似于德国的社会医疗制度。1993年，匈牙利开始进行医疗保健制度的改革，并建立起了国家卫生保险基金，其资金主要来源于强制性的社会医疗保险、医疗保险税和政府财政预算这三个方面。

目前，匈牙利国家卫生保险基金总额约为60亿欧元，其中的50%用于医疗费用支出，30%用于药品费用支出，20%用于现金支出（如残疾人、低收入者的医疗补助）。卫生保险基金支付的范围涵盖住院服务、重病医疗、慢性病治疗、家庭医师、家庭护理等。此外，匈牙利还设有补充保险基金，参保人数约为15万人，可接受更好的医疗服务。

国家卫生、社会和家庭事务部和国家卫生保险基金会是匈牙利主要的医疗卫生管理机构。国家卫生、社会和家庭事务部主管与匈牙利全国医疗卫生有关的各项事务，负责为全国议会提供卫生立法草案，制定医疗卫生行业管理的各项政策、规划纲要和行业规范，管理卫生部下属的各级医疗机构和公共卫生机构，并指导国家卫生保险基金会开展各项工作。国家卫生保险基金会是独立法人组织，在国家卫生、社会和家庭事务部的指导下负责管理全国的医疗保险费用。

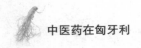

三、药房与药剂师

在匈牙利，除医疗机构（包括一些中医诊所）的医师外，药房和药剂师在公共卫生和医疗保健中也发挥着重要的作用，匈牙利人通过拜访药房获得服务。药房的持有者是药剂师，其职业特点是面对面地向大众提供用药方面的专业咨询和指导，因此在匈牙利社会中，药剂师的地位和威信度相对较高。据有关调查显示，药剂师曾在匈牙利关于"你最信任的人"的调查中排名第二。药房和药剂师需遵守相关的法律，包括《药品法》《药房法》《匈牙利药师协会法》和《社会保障法》等法规，其中《药房法》于1994年颁布，对药房管理以及药剂师的权利和义务做了明确的法律规定。

匈牙利药房的服务功能有以下几个方面：① 卫生保健的场所；② 提供高素质的职业服务；③ 促进形成健康的生活习惯；④ 预防疾病；⑤ 药物治疗；⑥ 服务于患者。药房的其他功能还包括：① 信息咨询；② 分发健康保健的科普资料；③ 提供相关的健康医疗建议；④ 及时将患者转诊给医师；⑤ 简单的疾病筛查或者健康体检，包括血压血脂检查、哮喘监测等。除了提供西药，全国各地3 000多家药房中也有100多种中医药保健品在进行销售。

匈牙利作为欧盟成员国，其设立药房的有关条件与欧盟的法律要求基本一致，这些条件包括：① 药房所有者必须是药剂师；② 每个药剂师只允许运营一家药房；③ 作为药房业主的药剂师必须参与药房的执业；④ 这类药房在药品零售中占垄断地位。药房是直接提供药品的卫生服务机构，只能售卖药品以及与保健相关的产品。属于药店专营的产品包括：① 已在匈牙利注册的临床药品，或已获得销售许可的免疫学制剂或X线诊断材料等；② 医疗用品；③ 特别许可进口的药品以及免疫制品；④ 进入匈牙利药典和诊疗规范，并通过国家药物学会许可用于医疗的临床药品；⑤ 医师或者兽医处方中的特殊药品；⑥ 同种疗效的代用品；⑦ 食品，包括医师处方专用的食品，医师处方中对社会安全及对健康有益的食品。

第二章

中医药在匈牙利

第一节　中医药在匈牙利的源起与传播

　　早在中世纪，丝绸之路的开辟就为中国与中欧地区打通了连接的渠道，中国开始陆续与丝绸之路沿线国家展开经济贸易合作与文化互动交流，中国的传统医药也正是在那时通过丝绸之路逐渐传入欧洲。11世纪，著名医学家伊本·西那（拉丁名为阿维森纳）（Ibn Sina）编撰了欧洲医学经典著作《医典》，长期以来被奉为西医学的教科书和参考书，据文献资料记载，该书中还记录了中国脉诊的有关内容。

　　中国与匈牙利之间的交往有着悠久的历史，不论是生活习性还是兴趣爱好，两国百姓的相似之处颇多，因此中医药进入匈牙利有着良好的民众基础和较高的接受度。根据匈牙利考古史料记载，在匈牙利出土的至少1 300年前的墓葬中就有记录显示用铁针刺入皮肤以抵御恶魔或疾病，与中国的针灸非常相似。匈牙利医学历史博物馆收藏的一篇拉丁文医学论文中也对针灸史、中国针刺术、欧洲针刺术、电针术以及多种针具针法、适应证与疗效做了详细记载。种种事实证明，匈牙利较为了解针灸的发展，并有着较长的开展针灸研究及临床实践的历史。中医药在匈牙利的发展主要历经了以下两个阶段。

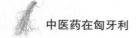

一、中医药在匈牙利发展萌芽期（1850—1986 年）

1850年，匈牙利医师安东尼·兰勒（Anthony Laner）发表了一篇用拉丁文撰写的有关针灸用于外科疾病治疗的文章，文中详细描述了针灸发展史、中国以及欧洲针灸的使用及其适应证等。以此事件为代表开启了长达100多年匈牙利中医针灸发展的缓慢萌芽期。在此期间，针灸的发展仅仅是个人行为，稀疏零散。

20世纪60年代起，随着针灸应用的逐渐普及，匈牙利开始陆续派遣本国的西医医师前往中国学习针灸。到20世纪80年代末，匈牙利从事针灸治疗的医师人数已达300多人，他们大多在私人开设的诊所或是医院内的针灸科为患者进行诊治。匈牙利针灸医师在针灸学领域开展了大量的学术研究，在针刺原理和临床疗效方面潜心钻研，其研究成果也陆续在国际刊物或学术会议上发表。

二、中医药在匈牙利发展成长期（1987—2015 年）

中医药真正意义上在匈牙利广泛应用要始于1987年。当时由匈牙利中医药学会和匈牙利医学总会共同组织举办了首届"中医药学术研讨会"，邀请了中国著名针灸专家张缙教授现场授课，参会人员达100多人，其中大部分是匈牙利医师，张教授的报告在匈牙利当地引起了强烈的反响。1988年，匈牙利与黑龙江省中医研究院展开合作，并在首都布达佩斯开设了第一家中医诊所。该诊所由黑龙江中医药管理局与黑龙江中医研究院联合建立，中方共选派20多名优秀中医师前往匈牙利提供医疗服务。除医治患者外，诊所还承担起培训当地中医师的任务。得益于此，大批当地西医医师通过参加培训的方式学习了中医针灸，为中医在当地的传播起到了推波助澜的作用。1990—1992年间，这家诊所接待的患者数量与日俱增，很快在匈牙利老百姓之中掀起了一股小小的"中医热"。

　　然而，从1996年起，匈牙利政府颁布法律对自然疗法及有关传统疗法进行全面监管。根据相关法律条文规定，外国医师如想在匈牙利从事针灸治疗活动，必须事先获取匈牙利大学的医学文凭或者通过国家专业资格考试。由于语言障碍等问题，中国医师几乎无人通过专业资格考试获得行医许可。1997年，中医医师在匈牙利的合法执业面临了前所未有的危机。根据匈牙利政府部门的规定，彻底停止向在匈牙利行医的中国医师发放行医许可。无奈之下，在匈牙利的中国医师只得自行寻找出路，大部分人不得不离开匈牙利，前往奥地利、加拿大和美国等其他国家谋生，留在匈牙利的中医医师则纷纷转行，有些人因生存问题只能到匈牙利人开设的诊所打工。到2001年时，仅有少数几名中医师留在了匈牙利。

　　为了中医能早日在匈牙利获得法律认可，匈牙利中医医师们竭尽所能为中医药在当地获得合法的执业权利而奔走。他

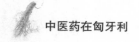

们不但成立行业学会为中医师发声，而且动用了所有可以调动的社会资源，持续向匈牙利政府部门表达自己的诉求，积极与匈牙利相关政府部门沟通重新向中医医师发放行医许可证的事宜。2003年发生的一起诬告中国医师的案件，使发放行医许可证有了新的转机。

2003年7月24日，匈牙利警方根据不实举报，查封了一位中医师的商店并对其实行拘捕。顿时社会舆论骤起，匈牙利媒体的大肆报道更使得匈牙利百姓对中医的印象极差，中医的地位也一落千丈。为了澄清真相，在匈牙利的中医医师们先后多次给匈牙利警察局和卫生部长写信申辩，却都石沉大海。然而，一个非常偶然的机会，申辩信通过特殊的渠道被送至了时任总理迈杰希·彼得（Medgyessy Peter）的手上，案件因此迎来了重要转机。迈杰希·彼得总理不但亲自过问了这一案件，恢复了被诬告中医师的名誉，并受此案件启发，提出解决中医医师合法执业许可的问题。2003年9月，来自中国的13名中医医师经总理特批，取得了匈牙利行医许可证。至此之后，中医在匈牙利的发展迎来了新时期。

经过当地中医师不懈地努力，匈牙利国会终于在2013年12月17日正式通过中医法案，该法案的具体实施细则于2015年10月18日正式生效。匈牙利中医法案的颁布为中医师在匈牙利合法行医提供了法律的保障，也为中医药在匈牙利的传播与发展掀开了新篇章，中医药在匈牙利终于迎来了春天。

第二节 中医药在匈牙利的发展现状

中医疗法在匈牙利属于补充医学或者替代医学，并不在国民卫生保健系统中占有主导地位。中医药在匈牙利的实际应用虽然仅30余载，但由于当地民众接受度较高，近年来中医药相关产业在匈牙利发展势头强劲，呈现出可喜的发展趋势。

在匈牙利政府的重视下，很多中国医师得到了卫生部、卫生管理监督局的行医许可。现如今，匈牙利各大城市都设有中医诊所，仅首都布达佩斯就有10余家。随着当地老百姓对中医的信任度提升，前来寻求中医诊治的患者也日益增多。在匈牙利，患者来中医诊所就诊主要有两种情况：一种是用中医来配合西医治疗；一种是希望通过接受中医治疗来防病保健。患者希望通过接受中医的针灸、推拿、中药等治疗来维持健康，养生长寿。

此外，中医传统养生运动如太极拳、八段锦、五禽戏等在匈牙利特别受欢迎，这些运动不但可以强身健体，还可以培养个人情操。每个城市都有或多或少的训练课程供学习这些养生功法，群众参与十分便捷，因此参加练习的人员数量也日益增加。

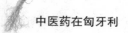
一、中医诊疗机构及从业人员

自1988年匈牙利开设第一家中医诊所起，现如今中医诊所已遍布匈牙利各大城市，如布达佩斯、德布勒森、塞格德、米什科尔茨等。根据诊所运营模式来区别，中医诊疗机构在匈牙利主要有中匈合资、匈方独资以及中方独资三种主要运营形式。匈牙利约有西医医师3.5万人，其中接受过中医针灸课程培训的有4 000多人，至少有1 000多人至今仍在临床上使用针灸疗法。而华人中医师多为原先留下的中医医师或者是在中国接受中医学教育后移民匈牙利的，目前从业人员有数十人。起初受匈牙利法律的掣肘，在匈牙利的中医诊所中，有200余家由当地西医医师开办，20余家为华人中医师合法注册执业。中医在匈牙利立法后，这一状况逐渐得到改变。此外，匈牙利各大水疗中心和温泉酒店也提供针灸、中医按摩、推拿等服务。

痛证（疼痛外伤等）、内科疾病（高血压、糖尿病等）、神经科疾病（焦虑或失眠等）以及妇科疾病（月经不调、不孕症等）等是匈牙利中医诊所接诊时最常见的病种。患者前往中医诊所就诊需提前预约，中医诊所常规的每日接诊人数大约为30人。除此之外，匈牙利还有一大批传统医学从业者也颇受当地居民欢迎，后文将针对匈牙利传统医学的发展展开详细论述。

自中国提出"一带一路"倡议后，中国与匈牙利进一步加强了在中医药领域的合作。2014年1月5日，匈牙利境内第一家得到匈牙利公共卫生局批准成立的公立中医诊所——东华诊所，在匈牙利布达佩斯的阿纳什医院成立。在该诊所成立之前，匈牙利境内仅有一些私人开设的诊所能够为百姓提供中医诊疗服务，服务质量很难得到保障。而该诊所的成立能够为匈牙利当地民众提供一个专业、规范及安全保障的中医诊疗场所。东华诊所的患者群体主要是在匈牙利生活和工作的中国人，也有部分的匈牙利患者。东华诊所成立后，为给患者提供周到细致的服务，该诊所内雇佣的医务人员既有匈牙利人也有中国人。诊所的中医门诊医师主要是中国医师，根据匈牙利法律，中国医师必须拥有正规的医学学位和相应的医疗经验，还必须能应用英语或匈牙利语与患者交流。护士须具备匈牙利政府认可的护士资格，来自中国的门诊护士也必须能使用英语或匈牙利语交流，匈牙利当地护士则需懂一些英语和汉语。因诊所内同时提供中医和西医两种诊疗服务，在此接受西医治疗的匈牙利患者中有不少对中国传统中医产生兴趣，并由此开始尝试中医治疗。

2014年7月3日，前身是仁爱医院的匈中本约夫斯基（Benyovszky）私立医疗中心（简称仁爱中心）正式成立，该中心汇集了中匈两国医学专家，并结合中西医疗法，是布达佩斯最大的私营医疗机构。目前有近40位中匈两国医学专家在医疗中心为患者进行医疗服务。中心除了日常门诊之外，还设立了健康保健医疗咨询服务项目，以此普及医学科学知识和疾病预防、健康体检以及养生生活的相关知识和保健信息。医疗中心院长、副教授G.内梅斯·杰尔吉（G. Németh György）博

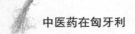

士在接受媒体采访时表示："中心将随着服务开展所需，不断完善服务项目，并计划开设远程知名老中医看病咨询服务，为疑难病症患者的寻医问药提供通路。"

2016年7月3日，匈牙利岐黄中医药中心在布达佩斯揭牌，该中心由甘肃省卫生和计划生育委员会以及匈牙利东方国药公司合作成立，主要从事中医药临床医疗、中药产品以及器械在海外的推广与销售。该中心以现代服务管理及传统中医药为主要概念，在向患者提供中医药特色诊疗服务方面做了诸多尝试。该中心始终坚持以"辨证与辨病相结合"作为诊治的基本原则，同时采用望、闻、问、切等传统中医诊断方法与现代医学相结合的诊断模式，对疾病做出全面精确的诊断。该中心的中医师经由甘肃省卫生和计划生育委员会精心选拔，均具有丰富的临床实践经验。中心还经常组织中医养生专题系列讲座及大型的系列义诊活动，提高匈牙利民众的养生理念和自我保健预防意识，为当地民众提供中医保健服务。

由政府和大型企业、组织联合成立海外中医中心或者诊疗机构的模式，现在越来越受到"一带一路"沿线国家的认可和推崇。该模式的推广也结束了中医药在海外发展单打独斗、孤军奋战的局面，为中医药进入海外主流市场，开展规范、安全以及有效的服务提供了保障。

二、匈牙利草药应用

匈牙利有200多种草药，药用历史长达数百年，多以花叶为主，几乎不用植物根茎、动物药以及矿物药，也不用复方。匈牙利草药的用法多与中草药相类似，可不必经过炮制，直接就地取材开发利用。1915年起，匈牙利成立了药用植物研究所和生态植物学研究所，开展植物药学和植物生态学等方面的研究，并从英法等欧洲国家引种一些药用植物进行栽培研究。随后，匈牙利还建立了多家药用植物加工厂，致力于研发、生产植物药化妆品。

鉴于匈牙利人素来崇尚自然，认同中草药等植物药及产品的使用和功效，近年来，中医药相关产品逐渐在匈牙利获得了一定的市场认可，销售的产品目前主要以草药制剂及相关保健品为主。现今，匈牙利全国各地3 000多家药店中有100多种中医药保健品在架销售，各大超市里也都能买到中医药保健品。虽然中草药在匈牙利的市场需求量在不断扩大，但是匈牙利人对于中国传统剂型——汤药的接受还有待一个循序渐进的过程。

2004年3月31日，《欧盟传统植物药（草药）注册程序指令》正式颁布，该指令于2005年10月30日起正式实施。根据指令规定，草药产品作为食品补充剂将不被允许进入市场，所有欧盟成员国必须严格遵守此项规定。任何草药产品进入欧盟必须遵守该指令的规定进行合法注册，对于以食品形式出售的草药，按规定可以继续使用7年。该指令还规定了传统草药产品简化注册的条件，如传统草药产品可以提供具有30年使用历史（包括在欧盟具有15年的使用历史），则能根据指令的有关条款规定递交相应的申请材料进行合法身份注册，否则

2011年后只能根据《欧共体人用药品注册指令》的规定，严格按照药品上市许可的有关条件申请注册或者撤出市场不予销售。匈牙利是欧洲药典委员会的成员之一，也是欧洲草药产品委员会（HMPC）的成员国，因此，进入匈牙利市场销售的中药产品必须遵从欧盟的有关规定。新指令正式生效后，中国大多数的中药制品因未在规定时间内完成欧盟产品销售的注册，导致绝大多数的中国中药制品无法进入欧盟和匈牙利市场。虽然《欧盟传统植物药（草药）注册程序指令》的颁布严格限制了中医药进入欧洲市场的销售与使用，但是匈牙利国内对于中医药的需求还是推动了匈牙利本地企业的崛起与发展。

匈牙利最知名的中药企业是东方国药公司。东方国药公司创立于1993年，是匈牙利唯一一家符合欧盟药品生产质量管理标准的中药企业，同时也是一家华人独资企业。多年来，该公司一直与中国和欧洲知名大学及科研机构开展合作与研究，针对欧洲的常见病和多发病研发安全、有效的中药产品，并在欧洲投产及销售。目前，东方国药公司已先后在17个国家成功注册了90多项专利，拥有自主知识产权，该公司研发的300多种产品也获得了匈牙利当地卫生部门的许可，其旗下的产品已进入欧洲各国5 000余家药房，如匈牙利、罗马尼亚、斯洛伐克、希腊、波兰、芬兰等。东方国药公司的专利品牌——"陈博士药房"也因长期为百姓免费提供义诊、开展中医养生讲座、进行中医知识科普等越来越为人所知。

三、匈牙利中医立法历程

（一）中医在匈牙利行医遇到法律阻碍

1997年，匈牙利卫生部根据社会福利部颁布的第11/97号法令和政府第40/97号法令规定，医师独立执业必须拥有医学学历，并通过医科大学的考试获取相应的医师资格，如开设诊所必须具有开业所需的相关医疗仪器设备，然后向国家公共卫生和医学人员服务局递交申请，审核通过后可获得短期或长期行医执照。中医师除了满足以上条件外，还必须参加经匈牙利医疗卫生学科和管理办公室备过案的正规中医药课程。

没有西医学历背景的中医从业者要想在匈牙利开展中医诊疗服务，主要通过以下三种途径：

（1）获得人力资源部的专门许可（该种情况只针对少数有特殊情况的人），其他手续与匈牙利本国人相同。

（2）拥有中医药学历的中医师可以在一位匈牙利医生的监管下开展中医医疗服务。

（3）获得匈牙利对等委员会批准的证书。

满足上述条件后，有意向的申请人可填写申请表，并附上经过公证的身份证、居住许可证的复印件，经过公证的学历证书复印件（包括翻译件）和由外交机构签发的文件［证明自身学习时间以及完成学业的条件（副本），包括翻译件］以及申请费的发票等证明材料，一并寄送至委员会。除此之外，申请人还需参加一些有关医学职业的考试等。在申请过渡期，申请

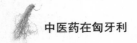

人必须在一位高级医学专业人士的监管下才能从事医疗服务。

法律一经颁布，绝大多数的中国医师无法获得医疗许可。有的选择远走他国，有的选择考取自然疗法许可从事有关专业，或是转行另谋他业。匈牙利的中医药发展遇到了法律上的障碍。

（二）匈牙利中医药合法化历程

自匈牙利1997年颁布第11/97号法令和第40/97号法令以来，匈牙利国内的中医药发展一直处于停滞状态。当地的中医师们为了中医能够在匈牙利合法化而四处奔走。为了加强与政府之间的有效沟通，中医师们成立了行业学会，有组织地向政府多次表达群体诉求。中医师们还采取政府公关的形式，利用为政府官员治疗的机会，多次构建平台与政府高层进行对话与沟通，通过多种途径和方式逐渐消除了高层对中医药的误解与偏见，效果较为显著。

2003年，时任匈牙利总理迈杰希·彼得访华，在此期间，匈牙利卫生部破例向13位中国医师发放了正式行医许可证，批准他们在至少1位匈牙利针灸医师的监管下开展中医治疗服务。此后，在中国"一带一路"倡议和匈牙利"向东开放"政策支持以及两国政府的联合推动下，中医药立法事宜逐渐被提上议事日程。

2013年11月26日，来自青民盟的三名议员（职业是医师）向议会提交了一项法案，提出修改匈牙利医疗卫生法第29条的相关规定，并呼吁尽快对中医药立法。2013年12月9

日，议会投票通过了此议案，其中赞成257票，反对59票，弃权1票。之后，匈牙利中医法案于2013年12月17日正式得到匈牙利国会最终通过，并于2015年10月19日正式生效实施。该法的颁布为匈牙利中医药的长期发展提供了法律保障，使匈牙利成为欧洲第一个实施中医药立法的国家。

根据匈牙利中医法实施细则，中医从业人员可向人力资源部（卫生部）申请中医执业许可证：

（1）申请者须向国家医疗登记培训中心提交认证证书，注册机构有权要求申请人解释所提交的资料。教育文件包括中医高等教育文凭（至少5年在中国的教育和认证），证明申请人的课程和课程的数量。

（2）申请人应具有至少5年的中医从业经验，并能用当地语言与患者交流。

（3）申请人需证明在其祖籍国最后一个长期行医的工作单位没有被取消过行医资格，同时无刑事犯罪记录。

中医执业许可证仅包括《中医临床实践执业许可证》，不包括《西医执业许可证》。其医疗实践范围是针灸、推拿、导引疗法和点穴。许可证有效期为5年，许可证期满后，如果持证人在过去5年内有2/3的时间从事本行业的工作，则有资格申请延期。此外，法令中还详细规定了中医师行医地点的设施和卫生环境要求等。

（三）匈牙利中医立法仍有待完善

匈牙利虽然是欧洲第一个实施中医药立法的国家，但与澳大利亚、加拿大等较早进行中医立法的国家相比较，匈牙利的中医法案细则仍有许多有待完善之处。与匈牙利不同，澳大利亚和加拿大是以移民立国的发达国家，鼓励和保护多元文化，形成了对异质文化十分包容的社会体系。随着中医药在本国民间的逐步普及，两国的地方政府持以积极的态度，并逐步对中医药进行了整体立法，成为打破西方将针灸与中医药分离的立法先驱。现将澳大利亚、加拿大两国与匈牙利中医立法的异同点进行了对比分析，如表2-1所示。

表2-1　匈牙利、澳大利亚、加拿大中医从业者注册管理对比

项　目	匈牙利	澳大利亚	加拿大
管理部门	人力资源部（原卫生部合并入该部）	中医管理局	各省中医师及针灸师管理局
学　历	认可中国中医教育学历，必须有中医药高等教育文凭（至少5年学历）以及至少有5年中医药专业从业经历	认可中国中医教育学历，必须完成所有与中医执业相关的课程并持有相关的学历	认可中国中医教育学历，针灸师、中医师、草药师学历要求各有不同
语　言	掌握专业语言	通过相关英语考试	各省要求不同
执业范围	执业范围包括针灸、推拿、导引疗法和点穴，无处方权，且不能在名字前加"医师"（doctor）的称谓	有处方权，且使用"医师"（doctor）的头衔	执业范围包括针灸、拔火罐、推拿、气功、太极拳、中药处方、食疗，有诊断权和处方权，可使用"医师"（doctor）的头衔
是否加入医疗保险	否	是	是

　　由此可见，与澳大利亚以及加拿大中医法案相比，匈牙利中医法案还存在如下问题：

　　（1）该法案中规定的执业范围颇为局限，仅包括针灸、导引等传统治疗手段，不涉及中药，且中医师无处方权，这也在一定程度上限制了中药在本地的发展和中医的治疗效果。

　　（2）未成立专业管理部门进行管理，且根据法案规定，中医师仅被称为传统中医治疗师，不能在名字前面加"医师"（doctor）的称谓（有医学博士学位者除外）。

　　（3）国家医疗保险理赔范围仍未覆盖中医治疗，患者需要自己承担中医针灸治疗的费用。由于针灸等传统中医疗法的特殊性，治疗往往需要进行多个疗程。如果治疗费用全由个人自付承担，经济负担会比较重，将不利于患者长期接受中医治疗。

四、欧盟国民健康检查计划

　　为了对欧盟国民的健康情况进行排查，欧盟自2010年起启动了"欧盟国民健康检查计划"，该项目积累了大量的临床数据并做了大样本分析，为下一步制订国民健康工作计划指明了方向，积累了珍贵的第一手资料。匈牙利作为主要成员参与了该计划，并对匈牙利民众进行了民意普查和社会健康调查。2010—2017年8年间，匈牙利在1 500个地点为600万人进行了健康检查，匈牙利中医医师也作为主要成员参与了该项目。通过普查了解到，中医药在匈牙利有着较好的需求基础，接受调查的25%的民众表示曾接受过中医药治疗。这代表着匈牙

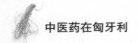

利全国大约有1/4的人口对于中医药是持接受态度的，也说明了民众对于中医药疗效的认可。

通过参与"欧盟国民健康检查计划"，匈牙利政府及有关组织利用中医药的特色优势，不断在全国范围内大面积的进行相关的健康教育及养生保健咨询，这也为困难疾病的诊断和治疗的发展奠定了良好的基础。"欧盟国民健康检查计划"这一项目预计持续至2020年，计划完成800万份健康筛查报告，为科学研究和疾病谱研究提供第一手的"大数据"统计。这一统计数据将有利于为创新适合当地疾病和人群的中医药治疗方法提供理论指导和依据，并为未来主流医学领域的中医药预防治疗体系服务，包括中医药国际化和常见病、多发病的发生率和研究方向。

第三节　匈牙利中医药社会团体及组织

一、中医药社会团体

中医药在匈牙利的传播与发展离不开当地社会团体的推动，其中匈牙利中医药学会、匈牙利中国针灸推拿医学会以及中东欧中医药学会都发挥了至关重要的作用，促进了中医药在当地的立法，加速了中医药在匈牙利乃至中东欧地区的交流与传播。

（一）匈牙利中医药学会

匈牙利中医药学会是匈牙利一个依法注册的群众性学术团体。该学会成立于2002年，致力于弘扬中医文化，促进匈牙利和其他欧洲国家的中医药交流与合作，为当地百姓的医疗健康事业服务。

学会成员多为侨居匈牙利的中国中医药学者、中医医师及学习中医的匈牙利医生，此外，学会还吸收了一些热爱中医药的人作为荣誉成员支持中医事业。历经十几年的发展，学会成员规模已由最初创立时的20多人，壮大发展至百余人。该学会也成为匈牙利最具影响力和代表性的医学组织之一。2005年，匈牙利中医药学会成功加入了匈牙利医学会联合会，成为欧洲首个与当地西医团体并列在同一个平台，正式被所在国纳入政府性学术团体的中医药学会。

匈牙利中医药学会不但在匈牙利国内积极推动中匈两国在中医药领域内的学术交流，还在世界舞台上发挥着重要作用，特别是积极参与中医药国际标准化相关的活动。2006年，该学会正式申请加入世界中医药学会联合会成为其中的一员，并开展了一系列学术交流活动。2012年，匈牙利中医药学会和世界中医药学会联合会联合制订了《中医基本名词术语中匈英对照国际标准》（见附录1），这是首个匈牙利语版本的中医术语标准，该标准于2017年正式出版发行。2017年6月18日，中国国务院副总理刘延东在布达佩斯考察并出席中匈中医药教

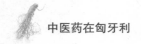

育合作系列活动时为该标准题名。

2016年起，由匈牙利中医药学会牵头组织匈牙利国内中医药行业专家形成团队，加入国际标准化组织中医药技术委员会（ISO/TC 249），成为积极参加成员国，正式参与ISO中医药国际标准制订。匈牙利参与中医药国际标准制订的具体情况将在第四章进行详细阐述。

（二）匈牙利中国针灸推拿医学会

匈牙利中国针灸推拿医学会成立于2007年10月，现有会员50人，其中针灸中医医师30人，获得针灸证书的西医医师7人，针灸师30人，针灸研究人员或学生20人，是世界针灸学会联合会的会员团体单位。

匈牙利中国针灸推拿医学会于2007年10月经布达佩斯中级法院批准成立，该医学会主要致力于针灸推拿技术的交流与推广应用。医学会自成立以来，每年都举办学术年会，邀请中医专家开设讲座，交流针灸推拿技术的临床应用体会和研究进展；不定期开展针灸推拿技术的短期学习班、健康讲座和义诊活动；也与其他学会联合承办活动等，如2012年参与国务院侨务办公室在匈牙利举行的"文化中国·名家讲坛"中医文化与养生保健欧洲行活动，在布达佩斯罗兰大学孔子学院开展养生保健讲座和咨询宣传活动等。

（三）中东欧中医药学会

中东欧中医药学会创立于2005年，是依据欧洲2011/175

号法律成立的匈牙利公益性中医药组织。中东欧中医药学会是由中东欧地区16个国家中医药科学技术工作者及中医药医疗、教育、科研、预防、康复、保健、生产等组织自愿结成并依法登记成立的国际性、学术性、非营利性社会团体，是联系中东欧中医药科学技术工作者的纽带。

中东欧中医药学会成立15年以来，一直致力于推进中东欧中医药科技合作，努力实现以科技为先导的"科学发展观"，为"一带一路"民心相通，健康中国，健康世界助力，把中医药的"中国智慧"和中国健康方案贡献给中东欧地区人民，让中医药的传承和价值观得以发扬光大。学会通过团结中东欧当地中医执业医师，构建平台促进中东欧地区各国之间中医药信息交流，包括中医药临床、学术、科研信息、疾病谱调查、学术讲座，定期出版当地语言的专业学术杂志及著作，努力使中医药本土化，积极在中东欧地区传承普及中医药文化，促进中东欧地区中医药规模式发展，加速推动中医药融入当地主流社会。通过学会的不懈努力，华人医师和匈牙利政府之间的交流变得更加顺畅，使得中医药在中东欧地区的影响力和普及度也逐渐扩大。

二、中医药相关组织

除了上述几个学会以外，还有一些协会以及社团也在中医药的传播中起到了促进作用。匈牙利因华人移民数量较多，且多数华人移民热衷于传播中国传统文化，在匈牙利当地也产

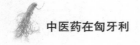

生了不小的影响。

由于匈牙利人素来崇尚自然、追求健康，中医养生功法以其特色优势在匈牙利广受欢迎。各种有关中医养生功法的培训班以及中医孔子学院的建立，对中医文化在匈牙利的传播与推广起到了推波助澜的作用。

中医养生运动各类培训班及团体的建立，在中医养生运动保健方面的宣传非常成功，起到了很好的示范效应。其中最突出的就是匈牙利禅武文化中心，该中心成立于2003年，下设56个分校，开展少林武术、太极剑、八段锦、禅学理论、中医养生、茶道和书法等培训课程，深受当地民众喜爱，现有学员8 000多人。此外，太极拳和气功在欧洲也很风靡，太极拳和气功培训班更是在匈牙利主要城市遍地开花，仅布达佩斯就开设了50多家太极拳培训班。这些培训机构在教练培养方面严格采用中国的考核指标，以确保教学质量，保证教学成果。匈牙利武术协会在本土具有很高的知名度，该协会共拥有30多个武术团体，下设有17种武术项目，发展至今已呈现出"本土化"的趋势。在匈牙利约有5 000人从事竞技性武术训练，其中匈牙利人占到95%。近年来在国际各大赛事中，匈牙利选手都凭借出色的实力获得了可喜的成绩。武术在匈牙利的传承和发展，不仅仅是中国文化被包容接受的表现，更是中国文化和思想的良好传承。

此外，孔子学院的成立也为中医文化在当地的传播构建了一个新的平台。由于广受当地居民好评，在匈牙利这个人口不到千万的国家接连开设了4所孔子学院：匈牙利罗兰大学孔子学院、匈牙利塞格德大学孔子学院、米什科尔茨大学孔子学院和佩奇大学孔子学院。其中佩奇大学孔子学院为中医孔子学院，主要从事中医传统文化传播和中医教育，后文将详细介绍该孔子学院在中医教育方面发挥的作用。

第四节　匈牙利的补充替代医学

一、与中医药有关的补充替代医学

在匈牙利，中医药属于补充替代医学的管理范畴。除中医药外，匈牙利主要的补充替代医学还包括阿育吠陀医学、整脊疗法、草药/植物疗法、自然疗法、顺势疗法、按摩以及神经疗法等。除阿育吠陀医学以及顺势疗法外，其他补充替代医学与中医药都有着千丝万缕的联系。

（一）整脊疗法

整脊疗法与中医的正骨、推拿有着很大的相似性，两者都是运用物理的手段进行治疗，但整脊又不同于传统的正骨与推拿。中医推拿是一种结合中医理论，以脏腑和经络学说为基础，通过运用手法作用于人体体表的特定部位，以调节机体状况达到理疗目的的治疗方法。而整脊疗法是一种寻求维护、修

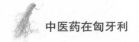

复自然生理和物理平衡的疗法，注重人体的整体研究、人体内部各器官及组织之间的相关性。在匈牙利，整脊疗法是一种注册的治疗方法和职业，只有通过医科大学考试的医学博士才可应用整脊疗法诊治患者。

（二）按摩疗法

目前按摩已成为人们日常保健的一种常规手段，但按摩有别于推拿。在中国，推拿是以治疗为目的的，必须具有相应资质的从业人员才可从事的职业。然而中国的按摩主要是以放松舒适为主，不受医疗机构管理。

匈牙利的按摩疗法区别于中国的按摩，是类似推拿的另一种补充替代疗法，可由医师（从业者）提供，是欧盟规范化职业数据库中的注册职业。2011年，匈牙利大部分医科大学和学校都对按摩疗法做了详细的规定并展开相关的培训。

（三）草药/植物疗法

草药/植物疗法是一种将草药/植物生药精炼萃取运用于人体，使心灵、身体各方面获得帮助的疗法。该种疗法不仅可以预防疾病，同时可以达到保健的功效。草药/植物疗法与中国的中药辅助中医治疗有相似的功效。1997年起匈牙利补充与替代医学法律规定对植物疗法进行了规范。根据法律规定，医师和从业者必须获得执照方可开展诊疗活动，非医疗从业者必须是公共卫生系统的正式注册成员。

（四）其他与中医有关联的自然疗法

在匈牙利，还有一些与中医药有所关联的自然疗法在当地也十分盛行，如耳针疗法、足疗等。

耳针疗法可以视作针灸疗法的一种，在中医药未正式立法前，耳针疗法在匈牙利可独立开展治疗。但是随着匈牙利中医药法的正式颁布和实施，耳针单独使用的情况已基本消失。

在中国，几千年前史料就有关于足部按摩的记载。中国的中医足疗是在中医基础理论指导下，以足部穴位作为保健部位，达到防治疾病、养生保健功效的一种疗法。而匈牙利的足疗又被称为足部反射区疗法，是以西医概念的"反射区"为治疗部位，不同于中医的穴位治疗。匈牙利从事足部反射区疗法的从业者必须经过培训取得资质后方可对患者进行治疗。

上述这些自然疗法的从业者必须学习相关课程，并通过国家委员会考核，获得合格的执业资格证书方可合法执业。在欧盟职业数据库中注册的职业还包括自然健康医师、物理治疗师等，部分疗法的治疗方法和手段与中医传统的治疗方式有着一定程度的相似性。

二、匈牙利关于补充和替代医学的法律监管

在过去的10多年里，匈牙利对国家和地区间的卫生立法进行了全面的调整。补充和替代医学的立法被纳入公共卫生体系，所有补充和替代医学治疗提供者必须是官方卫生体系的一

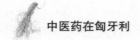

部分。在中医药未单独立法前，作为补充和替代医学的一分子，必须遵从匈牙利补充和替代医学的法律法规监管。

1997年《卫生法》第154条规定，本着"人人享有健康"和"平等享有医疗服务"的原则将"全民健康促进计划"制度化。《卫生法》《关于补充和替代医学的政府法令》和《社会福利部关于补充和替代医学实践的法令》确定了补充和替代医学治疗的定义，明确了补充和替代医学的治疗范围，"替代传统疗法的非常规手术只能在医师的监督下使用"。

补充和替代医学法规于1997年7月1日生效，并对以下补充和替代医学治疗做了规定：针灸、脊椎按摩疗法、顺势疗法、推拿疗法、自然疗法、整脊疗法和草药/植物疗法。补充和替代医学医师和从业者必须获取执照并按照规定执业。从业者必须是公共卫生系统的正式注册成员。

匈牙利有三类授权的医学从业者：医师、非专业但在卫生方面有较高资质的从业者以及其他从业者。2011年，补充和替代医学法规中明确要求大部分医学院校都必须提供培训课程。只有医师才可练习针灸、人体医学、阿育吠陀医学、脊椎按摩、顺势疗法、手工医学、中医药、传统藏医等。非医师的医学从业者可提供穴位按摩、运动机能学、指压（在辅助运动和按摩疗法中）、植物疗法和反射疗法。

在匈牙利，所有补充和替代医学从业者都必须有执业执照。而所有补充和替代医学从业者必须接受2年的补充和替代医学教育并通过许可考试。医师可在大学接受继续医学教育；非医师的医学从业者大多在继续教育学院以医务人员的身份进行注册评估课程的学习。佩奇大学作为匈牙利唯一一所提供正规补充和替代医学教育的机构，该校补充和替代医学部门提供相关的教育、管理和考试。一些治疗课程只对医师开放，如针灸、中医、整脊疗法、神经治疗、人体医学以及生活方式顾问。

其他教育机构为非医疗机构（采用自然方法治疗，且是卫生系统的一部分）提供的课程为针灸、足底按摩、解毒、眼部训练、草药、运动机能学、补充性运动、按摩疗法、补充性理疗（如电、磁、紫外线疗法）。

三、匈牙利独具特色的自然疗法

匈牙利民众崇尚自然，追求健康养生，因此，除了上述提及的补充替代医学疗法外，一些匈牙利独具特色的自然疗法在当地也十分受欢迎，例如温泉疗法、蜂疗。

（一）温泉疗法

自古以来，中国就有利用温泉疗法调节情绪、强健身体，力求达到健康养生的目的。中国温泉疗法注重与中医理论相结合，采用该疗法的人必须遵守"三因制宜"的原则（因时、因地、因人而异），除了温泉外治以外，还经常搭配药膳和药茶辅助治疗。与中国相同，温泉疗法在匈牙利也有着悠久的使用历史。匈牙利天然温泉资源充足、治疗效果显著，几乎每隔一个村庄就有充沛的温泉水，故而匈牙利在自然疗法领域具有独特优势。匈牙利有这样一句话："只要将木棍插入土地，就能

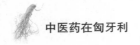

得到富含矿物质和微量元素的温泉。"

匈牙利的温泉大多数为药用温泉。由于温泉水十分充足，有时会用于温泉宾馆和温室，或是其他实用性目的。早在公元1世纪到4世纪之间，古罗马人就在匈牙利发现了温泉，并建造了浴场。从此之后，匈牙利的温泉水一直用于治疗目的。相较于亚洲一些国家，匈牙利人更注重水质的自然性，崇尚自然温泉，他们坚持维持温泉的天然成分，不在水中添加任何额外成分。

除常见的普通温泉外，匈牙利温泉还以其多种浴疗作用闻名于世。根据温泉水中所含的成分及其功能，匈牙利的浴疗温泉主要可分为如下7种：碳酸温泉、铁元素温泉、氢化物温泉、硫化物温泉、钙镁并氢化物温泉、氯碘温泉和磺胺类温泉。对于多种疾病或身体状况，如皮肤病、运动性问题、骨骼问题、妇科疾病、心血管和消化失调、呼吸问题、关节炎、风湿病和其他运动障碍症、肾脏疾病和神经系统问题等，均可依靠不同的温泉水进行治疗。

享有"温泉之都"美誉的匈牙利首都布达佩斯，仅城市内就有多达80多处温泉和温泉井，每年接待高达1 000多万人次。匈牙利几乎每个温泉浴场都设有蒸汽浴房和桑拿设施，来到温泉浴场的人们可以根据自身的习惯和喜好进行选择。

温泉疗法已成为匈牙利百姓普遍接受的一种治疗方法，匈牙利医师可以根据病患的情况开具相应的温泉处方。国家医疗保险中涵盖了温泉治疗的有关费用，对持医师处方前往匈牙利各大公共温泉进行治疗的患者实行优惠政策，或免费或只需支付优惠价格。由于匈牙利温泉点遍布全国，各地的患者都能根据实际情况就近选择场所接受温泉治疗，给诊疗提供了极大的便利。

（二）蜂疗

在匈牙利，使用蜂产品进行美容保养已经有着很长的历史，且产品形式多样、种类繁多。在匈牙利首都布达佩斯，本地人习惯于用原始蜂蜜来制作美容液和润滑剂来进行面部按摩。按摩所用的纯蜂蜜黏性极高，基于这个特性，如果手上没有足够的力道，是很难流畅地进行蜂蜜按摩的。匈牙利美容师个个手法娴熟、极具节奏，可以将蜂蜜在面部进行均匀柔和的按摩，让美容者享受到轻松愉快的服务。做完美容者只需用清水和毛巾轻轻擦干，皮肤顿时滋润光泽、舒适爽滑。因此，匈牙利人常常自豪地说只有他们的特纯蜂蜜才既有按摩又有美容的效果。用蜂蜜来制作按摩润滑剂，不仅受到美容者的欢迎，也备受大众青睐。无论患者、普通民众或高级官员，都非常乐于尝试和接受蜂疗法。其实，蜂疗在我国自古就有，它是中药的一个分支，被单独用作或与中药结合使用作为中药材之一。后来，中医理论中逐渐融入蜂疗法，蜂针疗法是在经络针灸理论的基础上发展起来的。目前，蜂疗法已遍及全球120多个国家和地区。在匈牙利蜂针治疗通常会结合中医辨证进行治疗，因此治疗师会有一些基础的中医培训经验。

蜂针疗法是一种通过工蜂尾刺的针刺作用以及毒囊分泌的蜂毒作用进行治疗的方法。蜂针指蜜蜂的尾刺似针，能刺激人体的经络腧穴，可以调和气血，疏通经络；蜂毒性平而味苦，一般储藏在密封的毒囊中，只有蜇刺时才会通过尾刺排出。蜂毒最主要的成分是蜂毒肽、蜂毒明肽等多肽类物质，其中蜂毒肽约占50%。此外，还有多种生物酶（磷酸酶A2、透明质酸酶等）、生物胺（多巴胺、组织胺等）及多种酸类（盐酸、正磷酸、蚁酸等）、微量元素（钾、钙、铜、硫、镁等）。蜂毒中含有的蜂毒肽、蜂毒明肽、MCD-多肽、多巴胺等物质，可以作用于垂体肾上腺系统来增加皮质激素的释放，从而产生抗炎镇痛的作用。同时蜂毒具有高度的药理学和生物学的活性，能直接对人体细胞膜起溶解作用，继而促使蜂毒中的抗炎、抗菌、抗高脂、抗凝血以及抗纤维化等成分迅速进入体内。"蜂针"还可提高针刺部位的皮表温度达3℃～6℃，还可调整自主神经、加速局部组织的新陈代谢、缓解关节肌肉的紧张与挛缩，从而起到治疗效果。

匈牙利采用的蜂针疗法通常为活蜂疗法，又叫作"节约蜂治疗法"或"保留蜂针刺法"。该法是用特制的镊子将蜜蜂镊住，该镊子在顶端有一个圆弧孔正好能卡住蜜蜂，当蜜蜂蜇刺进入人体肌肤后，再用镊子将蜜蜂连其刺一起拔出，让蜜蜂既释放了蜂毒，又不至于丢失性命。这种方法与国内的挂蜂疗法近似，即在蜜蜂蜇刺后任其在穴上爬，之后再人为辅助将蜂刺从肌肤中拔出，不使毒囊脱离蜂体。这种治疗方法确实是一种温柔的疗法，不杀生的理念也较易被当地民众所接受，因此受到广大蜂疗用户的欢迎和青睐。这种蜂针疗法的疗效与常规疗法相似，但必须非常小心谨慎地对待蜜蜂，否则镊子很容易将蜜蜂夹死，或冬天寒冷导致蜜蜂冻死。这种疗法蜂针通常蜇刺较浅，所以接受治疗者不太会感到明显的疼痛。但是未有研究表明采用这种疗法后的蜜蜂尚能存活多久时间，以及是否还能像原先正常存活。在匈牙利，脊髓侧索硬化症、卒中后遗症、五官科疾病、皮肌炎等免疫系统疾病，以及各种疼痛疾病是蜂针疗法应用最多的病种，患者对此疗法较为信赖。

在匈牙利很早就有专门的养蜂协会和学会，大概在19世纪后半叶就有了地方性的养蜂协会。专业的蜂疗与蜂针学会成立于2009年，无论是普通民众或是医师都可以申请加入学会，但需经过严格的筛选。在匈牙利，凡是蜂针疗法的从业人员必须持有专门的证书，普通民众或是医师都可以通过考试取得这种蜂疗从业人员证书。但该证书的获取并不容易，首先从业人员必须到国家批准的部门进行蜂针疗法技术培训，培训过程中要完成相应的基础课程，包括康复医学等多项内容。此外，还要经过多轮考试，包括笔试和面试。面试主要为提问形式，一般涵盖6个问题，涉及医学知识、草药知识、蜂学知识、香油按摩知识、心理问题等，还会要求抽取一个特殊病例进行诊断、建议与治疗。面试部分由国家权威机构组织4位业内专家进行，只有合格者才被准许进行蜂针疗法。医师与非医学专业的人士一样，必须通过该考试，未通过这些考试的医师不能从事蜂针治疗。目前，医师在蜂疗与蜂针学会中大概占比20%。

第三章

匈牙利中医药
教育和科研合作

第一节　匈牙利中医教育

一、匈牙利中医教育的开端

　　1983年，匈牙利考古人员在布达佩斯附近发现一只骨质盒子，据考证可追溯至公元7世纪。盒子里存有的古书中提及当时有人用铁制的针刺入皮肤，以驱除魔鬼或疾病。1986年，在匈牙利首都医学历史博物馆中发现了一篇1850年的博士学术论文，该文章由拉丁文撰写，作者是安东尼·兰勒，文中附有3页彩色插图，对针灸的历史起源、中国针刺操作、欧洲针刺历史、电针技术及多种针具操作、适应证及疗效做了详细的描述及总结。这说明最早在19世纪中期，当地已有人对针灸技术进行研究，并具备一定的学术基础。1963年，*A Hagyományos KínaiOrvoslás*（《中国传统医药》）一书由贡多拉特出版社出版，这是匈牙利最早发行出版的中医类型书籍，撰写者是匈牙利著名医生伊什特万·帕洛斯（Pálos István），该书详细介绍了中医基本理论常识、古代针具及灸法的应用、推拿按摩疗法和中国传统药剂学和中药治疗原则等，这些材料为匈牙利有志于学习中医中药的人士奠定了基础。早期的匈牙利中医及针灸教育，虽然发展速度缓慢，但相对于欧洲其他国家

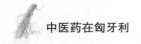

而言，可谓开历史之先河。

二、匈牙利中医教育的快速成长期

20世纪80年代以来，匈牙利的中医教育渐渐进入快速成长期。这一阶段发生的重要事件有：

（1）最早使用激光针灸术的塞蒙斯·彼得（Simoncsics Péter）博士出版了4本关于中医针灸的书籍；

（2）最早开展中医培训的尼特·塔马斯（Nyitrai Tamás）医师，1988年在海纳伊姆雷大学健康医学院举办了针灸培训；

（3）1987年，首届匈牙利中医药学术研讨会举办，黑龙江中医药学院张缙教授在会上演示了"针灸手法技术操作规范及24式单式手法"；

（4）1987年，最早与中国中医药界开展合作的匈牙利犹太裔医师艾瑞·阿杨多克（Ery Ajándok）博士作为匈中友协传统医学会的代表与黑龙江省中医研究院代表张缙教授达成合作意向，第二年双方在匈牙利首都共同创办了第一家以华人中医师为主体的中医诊所，并开办中医培训班，由此开启了华人中医师在匈牙利进行中医传播教育的早期模式。作为匈牙利中医教育、中医科研进入快速成长阶段的关键人物，艾瑞·阿杨多克博士还深度参与了匈牙利科学院关于针灸的基础研究。

从1987年艾瑞·阿杨多克博士与张缙教授合作以来，匈牙利在中医教育、科研、临床等方面均获得迅猛发展。1991

年我国对外经济贸易部正式批准了黑龙江省中医研究院与匈中友协传统医学会合作开设中医诊所，除了治疗患者，还开展了针对匈牙利本土医师的培训工作。第一批匈牙利当地医生得到了正规的中医师培训。在当时的情形下，中国医师的到来，无疑也在某种程度上提高了匈牙利民众对针灸的信任度及匈牙利当地从业人员的临床素质。

1997年，匈牙利卫生部社会福利部颁发的第11/97号法令和政府第40/97号法令正式批准将中医药学作为一门课程在本国的大学中开设，该课程可供学生们自由选择，但选课学生必须是医学本科毕业生或具有同等学历的西医医师，且经过相应学习和培训后方允许从事针灸临床活动，这为匈牙利中医药教育的发展奠定了重要的基础。在接下来的十余年中，学术组织、医学院校慢慢探索出一条合作办学的道路。如2003年开始，匈牙利相关学术团体与中国华北煤炭医学院（2010年与河北理工大学合并组建为华北理工大学，曾用名河北联合大学，2015年更名为华北理工大学）、中国中医科学院、承德医科大学、深圳大学等中国科研、教育单位开展广泛的中医药专业教育方面的交流。

三、匈牙利中医教育的现存模式

2015年10月19日，匈牙利中医法案实施细则的正式生效将匈牙利的中医事业带入一个崭新的历史发展阶段。随着新法律的颁布，越来越多的中医诊疗机构在匈牙利诞生。目前，由

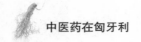

中匈两国政府签署的合作协议——在匈牙利建立"中东欧中医培训和医疗中心"项目也在筹建当中。

自中医药在匈牙利立法之后，匈牙利中医行业内部人士一直在呼吁重视建立规范化的中医教育体系，希望匈牙利政府能针对中医教育尽快建立起一系列完善的教育与培训基础标准体系，这将大大有助于提高匈牙利的中医药从业人员临床操作规范和中医理论知识的理解力，并确保民众的人身安全和对中医信任度的提升。目前匈牙利的中医教育已在多层次、多方面展开，涉及中医高等教育、中医顶尖人才的传承教育、中医孔子学院暨补充医学学位教育以及行业学会的中医科普教育等多种形式。

（一）中医高等教育

早在20世纪80年代起，匈牙利四大主要城市的知名大学中就曾进行过针灸方面知识的培训。然而目前在匈牙利，仅塞梅尔维斯大学和佩奇大学中医孔子学院两所具备中医高等教育资质的学府。前者是正规5年制的中医本科学位教育，后者为补充医学学位教育。

1. 塞梅尔维斯大学

塞梅尔维斯大学是匈牙利历史最悠久的一所医学院校，成立于1769年。该大学现有教职工约9 000名，共有约11 000名来自60多个国家和地区的学生。该学校的主要学院有卫生与公共服务学院、健康科学学院、医学学院、药学学院、牙科学院、体育教育与运动科学学院等。目前该大学的健康科学学院设有中医本科学位和硕士学位教育，成为黑龙江中医药大学与塞梅尔维斯大学合作办学的范例，早期也被称为"黑龙江中医药大学匈牙利分校"。

2004年，黑龙江中医药大学匈牙利分校便由匈牙利中医药学会与黑龙江中医药大学共同挂牌成立。2006年9月，匈牙利医学会联合会主席维克西·拉斯洛（Vécsei Lászlo）带领的代表团首次访问中国。代表团中包括塞梅尔维斯大学前任校长、科学院院士绍窦尼·彼得（Sotony Peter）博士，匈牙利医学会联合会副主席马扎尔·卡尔曼（Magyar Kalman）博士等医学界几位重量级医学专家。此次访问中，匈牙利中医药学会会长于福年获得黑龙江中医药大学时任校长匡海学颁发的授权书，任命于福年作为中匈两国教育合作项目的中方全权代表。此次访问加强了双方的了解和互信，为今后医学交流与教育的深入合作打下了良好基础。黑龙江中医药大学的校领导对分校建设给予了全方位的关注和支持，时任校长匡海学于2006年至2007年两次率团访匈，在开展学术交流的同时，考察分校的办学情况，为分校任课教师们颁发客座教授聘书。2009年，时任塞梅尔维斯大学健康科学学院院长梅萨柔丝·尤迪特（Mészáros Judit）女士对黑龙江中医药大学进行了访问，并签署了合作办学意向协议。2009年，经匈牙利教育部的正式批准，黑龙江中医药大学匈牙利分校正式纳入匈牙利塞梅尔维斯大学健康科学学院。这意味着该分校是匈牙利第一所具有正式高等教育文凭的中医院校，学位设置包括学士、硕士、博士，这在当时的欧洲中医药教育发展中处于领先地位。

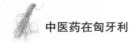

2010年2月，时任黑龙江中医药大学党委书记田媛与塞梅尔维斯大学校长杜劳绍伊（Tulassay Tivadarral）在布达佩斯签署合作办学正式协议，在协议中明确了设置中医本科和硕士学位教育。由于匈牙利法律规定非博士学位的师资不可进行讲台授课，因此该校的中医课程均由匈牙利中医药学会中具有中医博士学位的教师承担，而西医课程则由数位匈牙利的教授承担。

分校虽然办学规模不大，但教学质量和标准要求并不低，全部教材符合中国国内的中医高等教育要求，并翻译成匈牙利文。中医专业的本科生前4年是在该分校就读，第5年要求在中国黑龙江中医药大学就读，并完成毕业实习与学位答辩。截至目前，分校已培养数十名本科生和硕士生，多名博士生。2015年匈牙利政府正式颁布的中医法案实施细则中明确承认由中匈双方合作办学所颁发的中医本科文凭，该专业本科毕业的学生可获得医师资格证，通过注册后便可从事中医临床工作，临床实践5年后即可单独开诊。从前期的毕业生就业情况来看还是很好的，部分本土年轻中医师已经能单独执业开诊。

为了满足新时代中医教育在该校的未来发展需求，2017年中匈两国高层领导人和各界相关人士出席了塞梅尔维斯大学健康科学学院新教学楼的奠基仪式，新教学楼同时确定为"中国-中东欧中医药中心"的新址。新楼将为中医、护理、生理等学科的教学活动提供更优越的条件。根据该学院的规划，新楼的其中一整个楼层将会成为中医系的教学中心，教学内容包括推拿、针灸和草药疗法等。

匈牙利民众日益享受到的高水平中医服务源自两国中医高等人才联合培养的加强。通过有效的合作，充分发挥中西医理论特色、诊疗方式的互补优势，进一步加深探索中西医联合攻克疾病的新模式，也提高了对疾病的诊疗、康复疗效以及研究水平。匈牙利塞梅尔维斯大学与黑龙江中医药大学两校的联合办学模式，已成为中国与匈牙利卫生合作以及推动两国医学文化交流的一张新名片。

随着中匈两国的友谊加深，近年来塞梅尔维斯大学与中国国内相关院校均保持着良好的学术交流往来。如健康科学学院每年邀请来自天津的专家对医疗专业人员进行短期集中培训，与上海交通大学进行教师与学生交换计划等。2017年6月，上海中医药大学相关部门访问了塞梅尔维斯大学，双方在中药学领域初步达成了合作意向。

2. 佩奇大学中医孔子学院

佩奇大学成立于1367年，历史悠久，实力雄厚，是匈牙利第一所国立高等学府。目前该校学生人数超过2万名，其中包括3 800名留学生，佩奇大学开设了本科、硕士及博士学位，设有法学院、医学院、人文学院、健康科学学院、药学院、文化科学教育及区域发展学院、经济学院、音乐及视觉艺术学院、工程信息技术学院、科学学院共10个学院。开设的专业包括文学、音乐、商务管理、计算机与信息系统、国际贸易管理、工程学等。

2014年8月经中国国家汉语国际推广领导小组办公室的批

准，在佩奇大学成立了匈牙利第一所中医孔子学院，2015年初举行了揭牌仪式。该中医孔子学院是由佩奇大学与中国华北理工大学（原河北联合大学）共同合作建立。匈牙利第一所中医孔子学院的成立表明目前中匈两国关系已进入加速发展时期，良好的大环境不仅有利于孔子学院的发展，也有利于中医药在中东欧地区的推广和发展。佩奇大学的这所孔子学院是四所匈牙利孔子学院中唯一一所结合中医药文化特色的机构，该模式的创建为中医药文化在欧洲的发展和推广提供了有力的借鉴。中医孔子学院是中匈友谊的象征，同时也是中匈教育和文化交流的桥梁。

作为中外联合成立的非营利性机构，佩奇大学中医孔子学院在过去4年多时间里不断探索发展。学院相继开设了汉语言与文化、中医理论、中医临床理论、中医养生以及气功等传统文化课程。中医类的专业课程教学主要由匈牙利国家针灸康复学会和佩奇大学共同承担，临床实践基地包括国内和国外的相关单位，学生可以选择当地一些中医药相关企业、科研机构、学会、协会等单位进行实习，华北理工大学附属医院及附属中医院作为中国的实习基地，接收学生进行临床技能方面的实践。

另外，学院在全校师生中开展语言文化培训，为匈牙利当地中小学校开设汉语语言的选修课，当地企事业单位员工和老百姓也都积极报名参加。此外，学院还开展了许多面向广大匈牙利民众的公益性活动，全面推广中医药知识和文化。

目前学院有来自中国国家汉语国际推广领导小组办公室的教师1名，匈方中医教师2名，武术教师1名。截至2017年9月，共有300多名学生选修过包括气功、咏春拳在内的孔子学院课程。佩奇大学中医孔子学院开设的中医课程属于学分教育，各专业学生修完所需学分后，大学各个学院认可这些选修课程的学分并授予如补充医学学位等在内的相关专业学位，学生毕业后可从事与本学位相关的工作。华北理工大学作为合作方，向孔子学院提供了有力的支持，如捐赠了很多中草药标本，帮助学生在课堂上进行直观的辨别和学习等。未来该学院将把学历教育作为发展目标，争取设立中医专业，培养合格的中医药方面的人才，搭建国内外中医药院校企业作为实习基地，造福于匈牙利及其周边国家的广大人民群众健康。

（二）非官方的针灸/中医教育

在匈牙利国内，非官方的中医教育指由民间中医教育机构和专业团体提供的社会培训，培训对象包括已取得资格的物理治疗师及自然疗法治疗师等，这些组织和机构对中医药的推广起到了不可替代的作用，主要有匈牙利生物物理协会、自然疗法学会、加拿大安大略中医学院匈牙利分校、健康培训学院健康记录和培训中心、神农研究所、匈中友协传统医学健康基金会等。这些非官方组织和机构的授课各有特色，并受到当地民众的广泛欢迎。例如匈牙利生物物理协会提供的培训主要是针灸基础理论知识和临床实践，其中基础理论教学主要教授中医基础理论、阴阳五行、经络腧穴与针灸学；而实践教学则

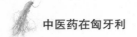

是指导学生了解并规范各种针具的安全操作，以及超声波仪、电阻测定器等设备操作。基础理论教学时长1个月，临床教学场所要求在医院，历时1年，然后经总结授课后完成考试并结业。

近些年来，师带徒传承教育的模式也在匈牙利得到大力推广，如世界非物质文化遗产中医针灸代表性传承人、著名针灸学者张缙教授在匈牙利开展了中医针灸高级人才传承授徒活动，共有14名匈牙利中医师得到张缙教授的亲自传授，成为其在匈牙利的首批弟子。世界针灸学会联合会全球第二家、欧洲第一家中医针灸传承基地落户布达佩斯，该基地旨在通过针灸的培训培养一批理论扎实、针术精湛、医德高尚的中医针灸人才，推动针灸在全世界的影响力和声誉，匈牙利中医高级人才的传承教育由此翻开新的篇章。

行业学会的中医教育主要通过中医药学术会议、中医讲座和培训班等方式展开。成立于20世纪80年代末的匈牙利医师针灸学会，由有针灸培训背景的当地西医医师组成，号召力在医学行业内部比较大。该学会多年来坚持开展对已获得当地执业资格的西医医师的针灸医师教育培训。匈牙利中医药学会作为一个匈牙利的中医专业机构，会员多为华人中医师，该学会通过举办中医国际学术会议、在全国各地和社区举办公益讲座和义诊活动等，宣传并推广中医药文化，一定程度上促使中医药走进匈牙利老百姓的生活当中。匈牙利中医药学会也从最初的20余人发展壮大至现在的百余人，成为匈牙利具有代表性和重要影响力的中医团体。

四、中国与匈牙利中医药教育课程的比较

在培养中医药人才的过程中，课程设置是中医药国际教育的基础要素和重中之重。只有科学合理地设置中医药教育的课程体系，结合理论基础与临床实践的经验，才能提高国外中医药人才队伍的素质，保证服务质量和疗效，促进中医药的国际化，提高中医药在主流医学中的地位和影响力。

中国中医药教育有着非常规范系统的管理和教学模式，根据2015年中国官方文件数据显示，中国国内有42所高等中医药院校，包括独立设置的25所本科中医药院校在内，此外还有200余所高等西医药院校或非医药院校设置了中医药专业，总共约有75.2万在校生。在这些中医药科研院所中，大多数都单独设置了国际教育学院和国际交流处，主要负责管理国内留学生的中医药教育和中医药在国外的传播与培训。在中医药知识结构不断整合、分化的过程中，国内中医院校学科与学科间的课程设置也日趋细化，在这个过程中难免会出现部分基础理论知识重复、课程之间的关系不够紧密、忽视临床实践中创新能力的培养等问题。

下面将以上海中医药大学中医学5年制的课程设计与匈牙利塞梅尔维斯大学的中医专业课程为例，比较中匈两国中医药课程设置的优劣势。上海中医药大学中医学5年制的专业课程设置主要分为选修、必修两大类。其中选修课程还分为限制性、任意性、交叉学科等选修课程。5年制的中医学专业总

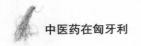

课时数为3 460，主要是在前4年完成，详细课程安排如表3-1所示。

表3-1　上海中医药大学中医学5年制的课程设计

必修课	通识必修课程	① 思想政治理论课类 ② 英语或日语 ③ 计算机应用基础 ④ 医学伦理学
	中医基础与临床课程	① 医古文 ② 中国医学史 ③ 中医基础理论 ④ 中医诊断学 ⑤ 中医经典课类 ⑥ 中药学 ⑦ 方剂学 ⑧ 针灸学 ⑨ 中医内科学 ⑩ 中医外科学 ⑪ 中医妇科学 ⑫ 中医儿科学 ⑬ 小学期中医临床实践（含社区预防医学） ⑭ 临床技能训练及实习
	西医基础与临床课程	① 正常人体解剖学 ② 组织胚胎学 ③ 免疫学基础与病原生物学 ④ 生理学 ⑤ 病理学 ⑥ 医用化学 ⑦ 生物化学 ⑧ 药理学 ⑨ 诊断学基础 ⑩ 西医内科学 ⑪ 影像诊断学 ⑫ 西医外科学

（续表）

选修课	通识选修课程	开设了多个课程模块，并设置了各模块最低修读要求，包括思想政治、社会人文、自然科技、文化传承与发展以及外语与跨文化交流等课程
	限制性选修课程	开设专业类相关课程（包括基础类），并设置了各模块最低修读要求
	任意选修课程	专业类任意选修课程
	交叉学科课程	开设与中医学相关的课程，包括中医工程学、实验中医学、实验针推学、腧穴解剖学、中医信息检索、医学伦理学以及中医英语等
	中医特色人文教育课程	开设具有中医特色的实践课程，学生可以根据兴趣选择不同的课程，并在教师的指导下开展相关主题的实践活动。该课程还包括中国古代文学、中国传统文化与哲学类选修课程

匈牙利塞梅尔维斯大学中医药专业课程同样既包含了西医的基础课程，也包含了中医的经典课程，主要专业科目如表3-2所示（详细课程设置和课时可参见附录3）。

表3-2 匈牙利塞梅尔维斯大学中医药专业课程设计

基 础 学 科	西 医	中 医
解剖学	诊断学	中医诊断学
生理学/生理病理学	内科学	中药学
生物化学	妇产科学	方剂学
生物伦理学	外科学	中医内科学
中医学史	神经内科学	中医妇科学

（续表）

基　础　学　科	西　　医	中　　医
中医经典文献	神经定位诊断学	中医儿科学
微生物学/免疫学	康复医学	中医伤科学
药理学		针灸学（含经络腧穴学、刺法灸法学两门）
中医基础理论		腧穴解剖学
		推拿学（含推拿手法学、推拿治疗学两门）
		针灸治疗学
		中医各科学（含中医外科、耳鼻喉科、眼科、急诊科等）

　　对照塞梅尔维斯大学与上海中医药大学的中医学本科课程设置和课时安排可以发现两者的异同：

　　（1）课程设计时间基本一致，均设置前4年为基础知识课程，第5年临床实习和毕业答辩。

　　（2）课程设计原则基本一致，理论与实践教学相衔接，要求学生掌握中医辨证施治方法与诊疗技能。

　　（3）课程设置结构基本一致，均注重中医基础理论知识和西医基础理论知识相结合。上海中医药大学的必修课分为通识必修、中医基础与临床、西医基础与临床课程；而塞梅尔维斯大学则分为基础、西医及中医课程。

　　（4）匈牙利塞梅尔维斯大学在前4年的学习中共有26门课，总学分143分，总课时数为2 307。而上海中医药大学必修、限选、任选课总课时数达3 460，学生在前4个学年中要修完近100门课程。

另外，上海中医药大学中医专业第5学年学生要进行临床轮转实习52周和专业外语学习。塞梅尔维斯大学在第5年安排学生临床见习和实习，要求学生掌握中医辨证思维方法与诊疗技能。

以往国外的中医教育和培训主要是以短期社会培训为主，课程设置较为简单，如针灸临床操作培训之类，对中医基础理论和中药识别知识等内容涉及较少，这就很有可能造成在运用中医/针灸疗法进行临床实践时，从业人员往往一知半解，无法做到辨证施治。在匈牙利政府和相关学术团体的重视下，中医药在当地的教育和培训已处于稳定发展阶段，在中医药领域做出较早探索的匈牙利塞梅尔维斯大学，其中医学教育包括中医学本科教育和硕士学位教育。目前塞梅尔维斯大学已获得欧盟高等教育项目"Erasmus Mundus"的资助，该项目旨在探索硕士点学位教育，通过教师和学生在不同的欧洲大学之间交流和学习，加强校际之间的关系，提高欧洲高等教育的质量和竞争力，扩大欧洲高等教育在世界上的号召力。该大学近期与中国国内高校和科研院所互动比较频繁，并在未来将选拔出学生和教师到上海中医药大学进行交流，探索未来双方在中医药高等教育合作的可能性。

五、匈牙利中医教育存在的主要问题

中医和针灸教育在匈牙利虽得到可喜发展，但也存在不少突出的矛盾，尤其是在匈牙利，针灸教育仅作为国家高等教育机构正式课程之外的一个补充。

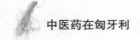
从中匈合作办学的实践经验来看，还存在以下主要问题：

一是师资人员严重不足，特别是既有临床和教学经验、又会讲流利匈牙利语的复合型教师。

二是缺乏匈文版的中医教材，尽管目前教师们正积极编写且已出版了《中医基础理论》《中医基本名词术语中匈英对照国际标准》等教材，但这还远未达到匈牙利中医教学的需求。

三是缺乏学生实习场所，目前学生课间实习只能去私人诊所，毕业临床实习只能去中国。布达佩斯尚无一家可以接纳学生临床实习的正规中医医院。

四是生源不足、办学规模偏小，中医立法之前，由于匈牙利政府不承认中国的中医大学文凭，所以严重影响当地学生报考中医院校的积极性。加之受到种种条件所限，办学规模一直控制在较小范围。如今中医法案细则已经颁布，匈牙利政府承认双方合作办学的大学文凭，相信这一局面未来会有所改变。塞梅尔维斯大学相关负责人也表示，今后将扩大中医本科招生，增加对在职西医医师进行中医培训教育，增加研究生中医学历教育，逐步扩大中医办学规模。

第二节　匈牙利中医药科研

中医药在匈牙利发展了几十年，在针灸领域的科学研究方面有了一定的发展，国内外刊物或学术会议上屡有相关文章发表，其中既有基础性研究，也包括对临床经验的探讨。

一、中匈两国政府间紧密合作助力中医科研发展

匈牙利中医药科研能有长足发展的重要原因之一是自1949年中匈两国建交以来，在医疗卫生领域双方均维持着良好的合作关系的理念。较为瞩目的《中华人民共和国政府和匈牙利人民共和国政府卫生和医学科学合作协定》便是在20世纪80年代由中匈两国政府所签署，这一重要文件的出台保障了两国在中医药领域稳定而持续的科研合作和交流。

两国政府间的科技合作委员会机制也随之建立，如期举办的历届工作会议表达了中匈两国在中医药科研合作上的强烈意愿。匈牙利政府与中国企业合作的典型案例之一就是匈牙利国家药监局与华润三九医药股份有限公司共同进行药政法规详细研究，该项目旨在针对欧洲药品管理局法规与中国国家食品药品监督管理局法规、药品生产质量管理规范标准药品审批检验方法进行对比。

为了进一步加强中匈两国在医药领域的合作，中匈两国高层的互访也为匈牙利中医药科研合作创造了宝贵机会。早在2004年，时任匈牙利卫生部部长米哈利（Mihaly）与时任国家中医药管理局局长佘靖会面时便提出，两国应集中精力在中医药领域进行全方位的合作。时任中国卫生部副部长朱庆生于第二年便率领相关人员访匈，就如何开展中医药合作事宜进行了

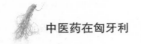
详细地规划。此次会谈中，集多方资源建设中医诊疗中心的计划应运而生，双方商议该中心将坐落于布达佩斯，建设目标为结合科研和临床研究，这也是两国在中医药医疗体制政策上互惠互利团结协作的体现。

中匈两国行业之间、科研院所之间的交流也更为频繁，交流形式较为多样。

（1）中匈双边中医药学术研讨会，参与该研讨会的专家水平极高，学术讨论气氛热烈，这也是匈牙利中医药学会当初承办该项会议的初衷。首届中匈双边中医药学术研讨会于2006年召开，主要参会人员为匈牙利当地的医师，会议内容主要由专家学术报告、经验交流、现场技术展示等环节组成，极大地增强了两国中医药领域的学术交流。

（2）高等学府之间课题合作交流频繁。如匈牙利佩奇大学联合欧洲13家大学及科研机构进行补充替代医学研究课题，名称为"泛欧补充与替代医学研究网项目"，项目开展时间为2010—2012年，主要针对传统医学体系的未来发展方向提出政策和方向性建议。另一个重要课题由英国剑桥大学、匈牙利罗兰大学、中国中医科学院、华北理工大学承担，主要对中草药的有效成分及作用机制展开深入的研究。

（3）学会及国际组织间代表团的互访活动。世界中医药学会联合会、中国中医科学院与匈牙利卫生部、大学、科研机构均有多次的互访活动，既增强了彼此之间的沟通和交流，也达成了多项教育和科研方面的合作。

自21世纪初开始，农业、畜牧林业和养殖产业大力发展与中医药相关的产业，多种适合当地气候的中草药已进行大面积种植和推广。科研人员通过研究验证，在渔业和畜牧业饲料中还添加了中草药来替代免疫增强剂，如四川通威集团与匈牙利相关公司及研究机构对中草药对鱼虾非特异免疫调节机制的研究及其在鱼类疾病防治上的应用进行了合作研究，开发添加剂的配方和试验性生产及养殖条件下进行喂养，同时还展开控制动物体内的肠道菌等一系列研究。在各类中药有效成分研究的课题当中，中匈两国科研人员还对心血管疾病、糖尿病、癌症、肠胃疾病等领域进行了相关研究和合作。

二、"一带一路"引领新时代的中匈中医科研合作

新的历史时期下，匈牙利中医药科研合作在中国"一带一路"倡议的引领下进入新的征程。2014年初，《中华人民共和国国家中医药管理局与匈牙利人力资源部中医药领域合作意向书》在北京正式签署，国务院总理李克强和匈牙利总理欧尔班·维克多（Orbán Viktor）共同见证了这一历史时刻。此后便成立了专门工作小组进行中东欧中医医疗及培训中心的筹建工作，在学术科研、临床实践、教育培训、产业引导、政策法规研究等各个方面进行合作。随着中国中医药国际合作专项于2015年正式启动，匈牙利顺理成章成为首批建立中医药海外中心的国家。2016年5月，时任中国国家中医药管理局局长王国强率领代表团访问匈牙利，并在匈牙利首都布达佩斯发表了重要演讲。此次访问最令人瞩目的成果便是两国政府签署了中

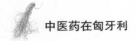

匈中医药合作谅解备忘录，进一步落实2014年2月中国与匈牙利签署的《中医药领域合作意向书》的协议内容，中匈两国还就中医医疗培训中心的未来建设方向、执业人员配置、中药药品准入等相关政策问题做了细致的会谈。

由中国甘肃省卫生计生委与匈牙利东方国药公司共同组建的匈牙利岐黄中医药中心于2016年7月在匈牙利首都布达佩斯举行揭牌仪式。合作双方结合传统中医药诊疗特色和现代服务业管理方法，在首都成立了一个中医综合诊疗中心，承担临床任务的中医师均由甘肃省政府卫生厅从数十万名临床医师中选拔，具有10余年临床经验丰富，并得到匈牙利政府官方认可。综合诊疗中心充分发挥中医药的作用，为匈牙利当地民众开展中医养生课题讲座，并提供全国大型系列义诊活动等中医特色服务，增强大众科学养生理念，提高民众的健康和疾病预防意识。2017年，匈牙利东方国药公司还与河北省进行了深度合作，河北省国际联合研究中心正式在其总部挂牌，主要从事中医药科研、教育、医疗和药用植物资源的开发和种植等研究。这些具体的举措表明两国在中医药科技方面有着坚实的合作基础。

三、匈牙利引领中东欧地区中医药科研合作

匈牙利的中医药发展带动了中东欧地区的中医药科研合作热潮。2017年3月，中东欧中医药学会联合会在布达佩斯正式成立，相比欧洲西部国家，中医药在中东欧地区始终无法得

到实质性发展，而匈牙利中医药的一枝独秀则点亮了整个中东欧地区中医药发展光明的未来。2017年9月，中国政府与中东欧多个国家，包括匈牙利、斯洛伐克、克罗地亚等在匈牙利佩奇大学签订了《中医药务实合作》协议。该协议通过增加多边交流合作，利用各协议参加国所在国家和地区的优势特色，在多领域内开展中医药服务及相关产业，如在偏远地区开发健康旅游项目，通过种植中草药来重点扶持贫困地区和弱势群体改善其就业状况，促进经济和产业的发展。这些具体举措必将为中东欧地区的人民健康带来福祉，并最终进一步促进匈牙利健康卫生事业的发展。

除此之外，中东欧中医药学会联合会还积极组织各类学术交流活动，促进中东欧地区中医药团体之间的交流与合作。继2017年首次成功举办中东欧中医国际论坛，第二届中东欧中医国际论坛又于2018年6月在匈牙利首都布达佩斯隆重召开，该次论坛共有20个国家和地区的代表参会，会议由中东欧中医药学会联合会与匈牙利塞梅尔维斯大学健康科学学院联合举办。该届论坛的主题为"弘扬传统中医药，造福中东欧人民"，分为6个分会场，与会专家对中药和针灸领域的科研及学术成果进行了热烈的探讨。主办方力图将中东欧中医国际论坛打造成一个中东欧地区中医药文化的盛宴，搭建起中东欧国家和地区之间中医药发展和交流的纽带及桥梁。

第四章

匈牙利中医药国际
标准化发展现状及趋势

第一节　匈牙利中医药国际标准化发展现状

随着疾病谱的改变，世界各国越来越热衷于对传统医学及中医药展开研究，如何提供安全规范的中医药产品和服务是亟待解决的问题。中医药国际标准是中医药对外服务贸易的重要抓手，各国对于参与中医药国际标准化工作的态度也越来越积极。

近几年，匈牙利积极主导并参与相关国际组织的标准化活动，从学术交流逐渐侧重于主导标准制订。2012年起，由推动匈牙利中医药立法的第一人——匈牙利前总理迈杰希·彼得牵头，联合世界中医药学会联合会（以下简称"世中联"），协助标准编撰委员会、相关出资方以及出版社，共同推动编撰了匈牙利第一本中、匈、英三国语言的中医基本名词术语对照国际标准。2016年，匈牙利又作为积极参加成员国加入了国际标准化组织中医药技术委员会（ISO/TC 249），正式参与ISO中医药国际标准制订，成为中东欧地区继捷克之后第二个加入国际标准化组织中医药技术委员会的国家。近年来，匈牙利主要关注并参与了中药材、中医器械以及中医信息术语国际标准的制订工作。

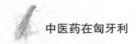

一、制订《中医基本名词术语中匈英对照国际标准》

2012年7月，匈牙利中医药学会与世中联就中医基本名词术语中匈英对照国际标准的起草及出版达成了共识，并共同签署了"制订中医基本名词术语中匈对照国际标准合作协议"。协议规定由匈牙利方负责组建专家编委会，起草标准草案，并按照世中联标准制订流程和规定完成标准的审定和出版。

2012年9月，匈牙利中医药学会顺利完成了专家团队组建工作，编委会由15位专家组成。草案以世中联《SCM0002-2007中医基本名词术语中英对照国际标准》为基础框架，在起草标准草案时，编委会在坚持保持草案的体例结构与中英版连贯一致的同时又兼顾到了匈牙利语的使用习惯。在起草过程中，该标准也得到了来自各相关方面的有力支持和指导，参与合作的有11家单位，20位专家顾问，49位标准审定顾问。历经3年的起草和多次修改，标准草案最终于2015年6月形成终稿并递交世中联审核，根据世中联标准制订程序，草案最终经世界中联第三届第七次理事会审议通过并于2017年正式出版使用。

《中医基本名词术语中匈英对照国际标准》正文共有21章，含6 526个词条，每个词条都有编码、中文词、汉语拼音及匈牙利文和英文对应词。该标准的翻译遵循"信、达、雅"的原则，以翻译词义与中文学术内涵相对应为首要原则；其次在不影响清晰度的前提下，尽量呈现简洁明了的特性，译名越简单越好，避免辞典式释义。此外，同一概念的名词尽量只对应同一个译词，而约定俗成的名词则不受上述原则的限制。该标准主要针对学科、专业、基础理论、中药、方剂以及主要疾病及疗法所涉及的术语进行了翻译，具体内容见附录1。

二、参与国际标准化组织的有关活动

中医药相关标准的缺失严重阻碍了中医药在匈牙利乃至全球的传播与发展。自2015年正式实施中医法案起，匈牙利逐渐重视中医药国际标准化的相关工作。2015年底匈牙利国内的行业协会就开始筹划加入国际标准化组织中医药技术委员会，旨在通过参与国际组织专业委员会的标准化活动，使匈牙利深入参与中医药国际标准制订工作中去。

国际标准化组织成立于1946年，是世界上最大的、具有全球性的非政府组织的标准化制订机构。目前国际标准化组织主要负责包括军工、石油、船舶等垄断行业在内的绝大多数领域的标准化活动。匈牙利于1947年加入国际标准化组织，是较早参与国际标准化活动的国家之一，目前由匈牙利国家标准学会代表匈牙利参与国际标准化组织工作。而作为国际标准化组织领域内从事中医药领域国际标准制订的专业技术委员会，中医药技术委员会成立于2009年，秘书处落户于上海中医药大学，该委员会发展至今已有45个成员体。

2016年初，由匈牙利中医药学会向匈牙利国家标准学会正式提出加入中医药技术委员会的申请，并根据国际标准化组

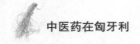

织的规则和有关要求，召集专家团队和行业组织，在非常短的时间内顺利地完成了匈牙利国内技术对口单位的组建。2016年2月，匈牙利正式加入中医药技术委员会作为积极参加成员国，享有投票权和参与权。

2016—2018年，匈牙利共参与了80项新项目提案的立项投票（详见附录2），其中赞成票39票，反对票0票，弃权票41票。在赞成的项目中，匈牙利愿意提名专家参与的项目为8项，分别是：

（1）ISO 18662-2 Traditional Chinese medicine ——Vocabulary — Part 2: Processing of Chinese materia medica 中医药—词汇—第2部分：中药炮制。

（2）ISO 21312 Traditional Chinese medicine — Safe use of acupuncture needles in the acupoints requiring special caution 中医药—需特别关注穴位的针刺安全操作。

（3）ISO21366 Traditional Chinese medicine — General requirements for smokeless moxibustion devices 中医药—无烟灸的通用要求。

（4）ISO 23961-1 Traditional Chinese medicine—Vocabulary for diagnostics — Part 1: Tongue 中医药—诊断词汇第一部分：舌。

（5）ISO 23961-2 Traditional Chinese medicine—Vocabulary for diagnostics — Part 2: Pulse 中医药—诊断词汇第二部分：脉。

（6）ISO 23962 Traditional Chinese medicine — Processed aconitum carmichaelii lateral root 中医药—附子。

（7）ISO 22585.2 Traditional Chinese medicine — Codonopisis pilosula root 中医药—党参。

（8）ISO 22586 Traditional Chinese medicine — Paeonia lactiflora root 中医药—白芍。

从上述内容可见，匈牙利更关注中医基础术语、针灸操作以及针灸相关器具等方面的标准。虽然匈牙利参与国际标准化组织的时间较早，但由于中医药在匈牙利发展时间不长且国际标准化工作起步较晚，导致匈牙利中医药国际标准化领域专家资源稀缺，标准化意识相对薄弱，在中医药国际标准化领域主要扮演着观望者的角色。

第二节　匈牙利及欧洲中医教育国际标准化的现状及需求

中医药作为传统医学的重要分支之一，其国际化道路始终受限于历史起源、经济实力、东西方文化及不同政府间监管政策的差距等诸多因素的影响，中医药资源在全球范围内势必处于分布不均衡的形势，这造成中医药的国际标准化工作整体起步较晚，难度大且底子相对薄弱。随着国际市场竞争力的弱化以及人们对中医药服务及产品的信任受影响等问题的日渐凸显，各国政府越来越重视标准化对市场的监督和引领作用。

国际标准化组织中医药技术委员会成立数年间，中医药国际标准化工作的逐步铺开。该委员会致力于建立中医药产品、服务等的安全和质量标准并制定基础性的术语与信息标准。由于传统医学在亚洲地区尤其是在东南亚的历史渊源和民众的普遍接受度高，有13个亚洲国家和地区积极参与到中医药技术委员会的活动中。然而，随着全球疾病谱的变化和人口老龄化问题的出现，欧洲一直对传统医药持开放但谨慎的态度，中医在防治常见病、多发病、慢性病及重大疾病中的疗效和优势使得欧洲普通民众的需求度不断提高，市场呼声日益增大，但这给政府监管带来了一定的难题。从中医药技术委员会的成员国分布来看，现在共有19个成员国来自欧洲，包括匈牙利、捷克、德国、意大利、西班牙、葡萄牙、波兰、瑞士、瑞典等，数量大于亚洲地区。欧洲国家积极地主导或参与标准课题项目，关注大品种中药材安全与质量和医疗设备，大力开展采标、标准体系结合第三方认证以确保人们能够用上放心的中医药产品和得到优质的服务，这也是匈牙利政府、当地标准化研究协会、科研院所以及相关企业努力的方向。

中医药医疗设备产品安全也是国际市场关注的重点之一，市场上接受度高、使用量大的一次性使用无菌针灸针，目前全球使用量已超过了70亿支；另外电针仪、煎药机、脉象仪、舌诊仪以及一些小型家用中医理疗设备等医疗器械也慢慢走进中东欧国家包括匈牙利的科研院所、诊所和家庭当中。匈牙利十分关注该领域的发展动态，并在标准制订过程中积极参与并屡次提出建设性的意见，完善标准内涵，希望通过中医药国际标准的制定规范国内产品及服务，为患者提供规范有保障的就医条件。

匈牙利在中医药教育和培训领域的发展程度在当前的中东欧地区中位居领先水平，但目前由于匈牙利本土教材多照搬中国国内的教科书翻译成匈牙利文，再加上大部分国际指南文件或年代久远或条款不够细致，中国与匈牙利乃至欧洲多数国家的教育现状和国情的不同，中国教材并不能完全适应当前匈牙利国内中医药的需求。此外中国的教材多针对正规学历教育而编著，欧洲大部分国家中医药教育还没有建立学历教育体系，多是职业教育、在职教育（继续教育）的形式，因此，相关教育标准的缺失导致了中医从业者存在资质混乱、无从管理评价的无序状态。

世界卫生组织以及世界中医药学会联合会已经颁布了一些基础性指南和教育标准，如表4-1所示。

表4-1　世界卫生组织与世界中医药学会
联合会颁布的中医药指南及标准

世界卫生组织	世界中医药学会联合会
① 1999年颁布的针灸培训及安全性指南（1999 WHO Guidelines on Basic Training and Safety in Acupuncture） ② 2010年推拿培训指南（2010 WHO Benchmarks for Training in Tuina） ③ 2010年出版的中医药指导纲要（2010 Benchmarks for Training in Traditional Chinese Medicine）	① SCM 0003-2009 世界中医学本科（CMD前）教育标准（World Standard of Chinese Medicine Undergraduate（Pre-CMD）Education） ② SCM 0010-2012 世界中医学专业核心课程（World Core Courses of Chinese Medicine specialty） ③ SCM 0014-2014 国际中医药学科体系类目（International Catalogue of Chinese Medicine Discipline system）

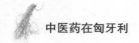

　　尽管如此，上述这些标准还是远远不能满足现时匈牙利国内对中医教育和培训的需求，因此包括匈牙利在内的欧洲国家对于中医药教育国际标准的需求尤为迫切。

　　一方面，由于教育类标准与国家立法政策紧密相关，因此其国际标准化起步艰难，很多中医发展起步早的国家早就设立了一套较为健全的教育培训规范体系，因此对制订国际标准和技术操作类的培训标准均存在很大的抵触情绪，担心会对本国现有学历教育和非正规教育体系产生冲击。另一方面，像匈牙利、葡萄牙等很多欧洲国家，经过几十年的努力中医已得到政府的认可，允许中医师或针灸师合法行医，但中医教育体系尚未健全。国际标准化组织中医药技术委员会发展10年多时间已吸引了各国优秀专家，出版与在研项目已达90余项，在国内外均有着极高的声誉和地位，如该国际标准化组织能够根据当前国际市场需求，对中医从业人员的资质做出基本要求，这些标准均为自愿性采标，既可为缺少法律规范的国家提供立法或监管依据，也可以提供给中医发达地区作为参考和借鉴。

　　从维护中医在海外的声誉的角度出发，为了保证中医药独特理论体系在其传播过程中的完整性，匈牙利行业各界非常支持中医教育走向标准化与规范化之路。就标准化的内容而言，可以包括中医教育机构办学标准、中医药课程设置标准、中医药教职人员资质标准、中医药课程教材编写标准、中医药名词术语标准、中医药从业人员资质考核认证标准、培训机构的认证标准等等。匈牙利正联合其他欧洲国家积极在国际标准化组织、世界中医药学会联合会、世界针灸学会联合会等国际组织及中医药国际学术团体中开展中医药教育国际标准制订需求和可行性的研究，希望通过制订中医教育国际标准能够改善中医教育乃至执业在海外无序、质量不可控等局面，从而保障中医从业者的素质和水平，维护中医药在海外的声誉，进一步推动中医药的海外传播。

第五章

中医药在匈牙利发展的
分析与思考

第一节　中医药在匈牙利传播的优劣势分析

匈牙利是第一个将中医药立法的欧洲国家，因此相对于其他欧洲国家而言，在中医药传播方面具有一定优势。同时，中医药在匈牙利作为舶来品，只是众多补充替代医学的一种健康服务，也面临着各方面的挑战。应用SWOT分析法可以对研究对象所处的情景进行全面、系统、准确的研究，从而根据研究结果制定相应的发展战略、计划以及对策等。本节将结合SWOT分析法从优势、劣势、机会和挑战四方面论述中医药在匈牙利的发展情况。

一、中医药在匈牙利传播的优势

（一）政策方面

作为第一个为中医药立法的欧洲国家，相对于其他尚未立法的国家而言匈牙利具有一定政策优势。尤其是目前随着中国"一带一路"倡议的实施，中国与匈牙利在中医药领域的合作得到进一步加强。例如国内一些服务机构在匈牙利境内开设医院或诊所，为匈牙利当地民众提供专业、规范的中医诊疗服务。而这种由政府和大型企业、组织联合成立海外中医中心或

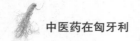

者诊疗机构的模式，改变了既往中医药在海外发展势单力薄的形式和局面，也越来越受到"一带一路"沿线国家的认可和推崇。

（二）文化方面

匈牙利人崇尚自然、追求健康养生，为中草药等植物药产品的推广和传播提供了很好的文化土壤和认同基础，现今在匈牙利各大城市的超市里都能买到中医药保健品。同时匈牙利当地有不少的中医药社会团体，包括匈牙利中医药学会、匈牙利中国针灸推拿医学会以及中东欧中医药学会等，这些中医药社会团体不仅促进了中医药在当地的立法，同时对中医药在匈牙利的交流与传播产生了良好的影响。此外，中医养生运动及其培训班和中医孔子学院的建立，对中医文化在匈牙利的传播与推广起到了推波助澜的作用。

（三）人才队伍方面

匈牙利约有西医医师3.5万人，其中约11%接受过中医针灸课程培训，为中医药传播和服务奠定了一定的人才基础，同时也有不少原先留下的中医医师或者是在中国接受中医学教育后移民匈牙利的中医医师，他们共同构成了一支稳定的服务梯队，为中医药在匈牙利的传播和服务起到核心作用。同时在匈牙利政府的重视下，很多中国医师得到了卫生部、卫生管理监督局的行医许可。现如今，匈牙利各大城市都设有中医诊所，仅首都布达佩斯就有10余家。当地老百姓不仅利用中医来配合西医进行中西医结合治疗，同时也有通过中医来进行防病保健，患者希望借助中医的针灸、推拿、中药等治疗来维持健康，养生长寿。

二、中医药在匈牙利传播的劣势与挑战

（一）未纳入医疗保险

虽然2013年匈牙利就已经对中医药立法了，但是匈牙利的医疗保险中仍然未涵盖中医及针灸治疗的有关费用，除少数保险公司与中医诊所签约外，大部分患者接受中医治疗时必须自费，国家医疗保险基金不承担接受中医疗法的相关费用。由于医疗保险费用的问题，患者在选择中医药服务时，往往需要自掏腰包，这极大地限制了中医药在当地的进一步发展。因此如何利用各方面条件和优势逐步将医药服务纳入医疗保险费用的框架，将进一步为中医药在匈牙利的传播提供充足的动力。目前世界卫生组织最新颁布的《国际疾病分类第11次修订版（ICD-11）》中已将传统医学纳入其中，这也为今后推动传统医学进入医疗保险体系迈出了重要一步。

（二）多种补充替代医学竞争

在匈牙利，中医药只是诸多传统医学中的一种，其他补充替代医学还包括阿育吠陀医学、整脊疗法、植物疗法、自然疗法、顺势疗法、按摩以及神经疗法等。这些均作为患者自费为主的医疗健康服务，且相互之间可以替代，势必会存在竞

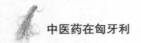

争，影响患者的最终选择。因此如何结合当地百姓的养生需求或者慢性病调理需求，发挥中医药的医疗优势，并借鉴国内的服务模式和基础进行结构化的服务升级，势必将提升中医药的竞争力，赢得更多患者的青睐。而目前随着"一带一路"倡议的开展，越来越多的海外中医药中心得以建立，势必将形成联动效应，进一步提升中医药在海外的影响力，在众多的补充替代医学中脱颖而出。同时结合当地匈牙利百姓对中医药的信任度，中医药在当地的发展充满潜力。

（三）中医药服务模式单一

与其他海外国家一样，目前中医药在海外的服务内容主要以针灸为主，如何利用当地药品政策和中医药国际标准，将国内一些应用长久又安全有效的草药或者中成药引入匈牙利，进一步拓宽中医药的服务内容，也将是提升中医药竞争力的内容之一。因此如何在中医药服务模式和服务内容方面进一步优化和扩增，是深化中医药在匈牙利传播面临的重大挑战和问题。例如开展研究者发起的小规模临床试验，丹参滴丸、扶正化瘀胶囊在美国开展临床试验可以提供参考，可以向匈牙利国内引入安全可靠的中成药或中药材，进一步扩充中医药的服务内容。

三、中医药在匈牙利传播面临的机会

（一）民众认可度较高

匈牙利民众对中医药有较高的认可度，为中医药在匈牙利的传播提供了广泛的群众基础。之前在匈牙利国内的一项普查报告，近25%的民众表示曾接受过中医药治疗，表明匈牙利人对于中医药接受度较高，为中医药的进一步传播和深化服务提供了很好的机会。

（二）中医药传播不断加强

近年来，中匈双边政府间以及学术组织不断加强的合作关系也为中医药的传播加油助力。例如世界中医药学会联合会、中国中医科学院与匈牙利卫生部、大学、科研机构之间的访问活动以及相关中医药学术研讨会；匈牙利罗兰大学、英国剑桥大学、中国中医科学院、华北理工大学联手共同对中草药的有效成分及作用机制开展深入的研究。此外，"一带一路"对中匈中医科研合作带来的影响，包括2014年在签署《中华人民共和国国家中医药管理局与匈牙利人力资源部中医药领域合作意向书》后成立的中东欧中医医疗及培训中心的筹建工作专门小组，在中医药学术科研、临床实践、教育培训、产业引导、政策法规研究等各个方面进行合作；2015年正式启动的中国中医药国际合作专项在匈牙利首批建立中医药海外中心。这些合作为中医药在匈牙利的传播和发展起到了举足轻重的作用。同时，中医药在匈牙利的发展也带动了"一带一路"中东欧地区的中医药科研合作，如中东欧中医药学会就是很好的例子，该学会也将进一步助力中医药在整个欧洲的传播与发展。

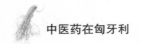

第二节　中医药在匈牙利传播与发展的思考

　　中医药在全球范围内广泛传播，目前已有183个国家和地区使用中医药/针灸。近年来中国政府大力推动中医药在海外的传播与合作，已与相关国家和国际组织签订中医药合作协议86个。屠呦呦研究员因发现青蒿素而获得2015年诺贝尔生理学或医学奖，这是中医药为人类健康做出的卓越贡献。目前，中医针灸已被列入联合国教科文组织"人类非物质文化遗产代表作名录"，《本草纲目》和《黄帝内经》列入"世界记忆名录"。中国政府已在"一带一路"沿线国家和地区建立了17个中医药中心，在30多个国家和地区开办了数百所中医药院校。根据《世界卫生组织传统医学战略（2014—2023）》发布的数据，目前共有103个会员国认可使用针灸，其中29个设立了传统医学的法律法规，18个将针灸纳入医疗保险体系。2018年7月正式发布、2019年5月25日第72届世界卫生大会正式审议通过的《国际疾病分类第11次修订本（ICD-11）》，也首次纳入起源于中医药的传统医学章节。国际标准化组织中医药技术委员会目前已发布中医药国际标准62项，33项国际标准提案正在制作中。

　　中医药在全球传播与发展势头良好，然而由于中西方文化的差异以及对中医文化了解不足，尽管海外大部分国家认可针灸的治疗效果，但对中医整体理论的认识尚不充分，再加上中医药标准的缺失，因此海外各国对于中医药立法承认的程度也各不相同。各国中医药立法对中医药在海外的发展是把"双刃剑"，既在法律上为中医师在当地行医提供保障，通过规范从业人员素质和行医质量为当地民众提供高水平的医疗服务，提高中医药在当地的接受度，同时也在一定程度上对中医医师行医的"自由度"有了规范和制约。

中医药在全球的传播与发展离不开当地政策法规的支持，匈牙利虽然是中东欧中医立法的先驱，认可了中医合法执业的地位，但是其法案细则仍需进一步完善才能更有利于中医药在匈牙利的发展，例如应加快将中医疗法纳入匈牙利的医疗保险体系范畴，让中医能在与西医平等的条件下发挥更大的作用；在传播中医的过程中应尊重中国传统文化，将传统文化及理念与现代科技应用相结合，既做好传承又能够有创新，让中医药在匈牙利的发展能够细水长流，发扬光大。

更重要的是中医药在匈牙利的发展离不开中匈两国政府的支持和协助，离不开当地行业团体的自律及自强，故笔者结合中医药在匈牙利发展优劣势的分析，对中医药在匈牙利的传播与发展提出以下建议。

（一）加强政府间中医药领域的合作

习近平总书记指出，"中华优秀传统文化是中华民族的突

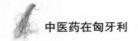

出优势，是我们最深厚的文化软实力"，"中医药是打开中华文明宝库的钥匙"。中医药海外传播是国家文化软实力的传播，也是国家重要的战略政策。中国政府和各国签署战略合作协议时除了经济领域的合作外，中医药领域医教研的合作也是双方合作的亮点。中捷中医中心是"一带一路"第一个政府间合作的中医中心，建立至今其在中东欧地区产生的效益和影响都是前所未有的。匈牙利目前也已建立了中东欧中医药中心，成了海外"一带一路"中医中心中的一员。

中医药民间学术交流近年来活动开展频繁，但是推广力度仍不及政府间的合作与推广。中医药海外传播是一种文化的传播与传承，建议国家在签署有关政府间战略协议时，把中医药领域的合作作为战略协议的一部分，自上而下推动中医药"走出去"。通过政府间中医药教育及科研的合作，加快促进中医药在海外的传播与发展。

（二）以标准促发展，通过制订中医药国际标准加强中医药行业规范

中医药海外传播不但要寻求文化认同，更重要的是打破贸易壁垒，使中医药服务及产品能够走出去。中国虽然是中医药的发源地，但在国际市场上，其产品和服务并非占据市场绝对主导权。由于标准的缺失，中医药产品的安全与质量常常被海外市场所质疑，《欧盟传统植物药（草药）注册程序指令》的颁布也使得中药出口贸易额急剧下滑。国家中医药管理局前局长王国强就曾指示："要推动中医药对外话语体系建设，充

分利用世界卫生组织、国际标准化组织等平台，健全双边多边交流合作机制，积极参与相关标准规范制订，在国际传统医药领域更好地发挥作用。"

中国应积极发挥中医药大国的带头作用，携手国际标准化组织中医药技术委员会共同制订中医药国际标准。通过出台产品标准、服务标准、质量标准，规范中医药行业及全球市场，提高中医药的产品质量与服务质量。

因此，中医药尚未立法的国家可以借鉴匈牙利、澳大利亚等已立法国家的经验和做法，充分发挥行业学会及有关学术组织的作用，从下至上通过参加国际组织的学术交流、参与国际标准制订等推进中医药在当地的传播与发展，以学术促交流、以标准促发展，通过国际标准的应用带动中医药科学、安全、合理的使用，发挥中医药的价值，真正为百姓造福。

（三）加强中医药医教研全方位发展

中医药走向世界，需要跨越各国各民族之间的文化和语言障碍。中医药在各地的传播，必须与当地的文化相融合，在教育、科研、临床全方位发展，创造良好的发展氛围、良性循环，进而蓬勃发展。

对外传播中医药的过程中，建议增强中医学术团体与西医学术团体的交流与合作，通过提高所在国医务人员对于中医的认识和理解后，推动中医药进一步融入当地主流医学体系，努力实现中医药本土化。

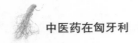

（四）创新中医药对外传播方式，加强中医药国际化人才培养

目前中医药传播进入了一个新的时期，多样的传播方式加速了中医药在海外的发展。建议在中医药海外传播的过程中，针对海外受众的接受习惯，加强中医药海外传播内容的设计和建设，充分利用孔子学院、海外中医中心等平台，用国际化的模式讲好"中医药的故事"。创新中医药对外传播的方式，要进一步利用手机、网络、社交平台等新媒体，结合传统的报纸、杂志、电视等多形式多渠道进行传播，加强传播的效果。

中医药对外传播过程中，既懂中医药专业知识又能讲流利外语的复合型人才的匮乏也是限制其发展的重要因素。文化认同首先要能用同一种语言交流，复合型人才的培养也成了当务之急。建议国内中医药高等院校完善中医药人才培养体系，如果条件允许，建议国内中医药高等院校开设中医药国际传播的课程，拓宽中医药从业者的国际视野；或者根据国际传播的实际需求，定向培养一批中医药国际化复合型人才，与海外大学开展有目标性的短期培训与学术交流。

中医药是古代中华文明和智慧的结晶，每一名接受过中医药治疗的外国患者都是一条向世界展示中国文化精髓的渠道，每个案例都是对外文化传播的经典事例。根据《中国国家形象全球调查报告2016—2017》（中英文双语版）的调查结果显示，在接受调查者中有50%的人选择中医药作为最具有代表性的中国元素，这一调查结果说明中医药已经在世界具有了一定的知名度和认可度。近年来，中外首脑会谈时也经常选择中医药作为议题之一，中国与各国签署合作协议时中医药也位列其中。越来越多地他国政府都在积极寻求与中国加强在中医药领域的全面合作，中医药海外中心无论是政府主导的还是民间团体合作的都受到了当地民众的热烈欢迎，很多门诊预约都出现了一号难求的局面，有的患者甚至要等上大半年才能看诊。

健康是全球人民的共同期望。中医药以其独特的理论优势，在疾病的预防、治疗和康复等方面得到了越来越多的国家和地区的广泛认可。现代医学模式的变化趋势也越来越符合中医向来遵循的"整体观"和"以人为本"的治病理念，中医这一数千年中华民族智慧的结晶在现代社会重新焕发出新的光彩。73%的发展中国家接受过中药治疗的患者和70%的国外老年人证实了这一点。在调查中，值得思考的是国内外对中国文化代表性要素认识上的差异。与传统中医相比，对于儒家思想、文化经典、曲艺杂技等的接受程度，国外的受访者明显低于国内被采访者。这一调查结果为日后如何向世界诠释中国文化，从世界的角度讲好中国故事以及加快促进中外文化交流提供了重要信息。中医具有医学和文化的双重属性，中医药的医学属性使其与人民的日常生活紧密关联，让人们在直接体验的基础上，不断加深对它的认识和理解。而中医药的文化属性又直接为其打开了另一扇窗户，让海外人士能够通过中医药加深对中国哲学、文化和历史的了解。

中医药自古以来就是中国优秀传统文化对外传播的重要载体和外交大使，世界各国通过共享这一优秀传统医学来维护

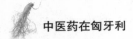

各国人民的健康，加深友谊，同时对促进各国共同发展也起到十分重要的作用。在新世纪的发展大潮中，如何更好地运用中医这一"外交与文化"的钥匙，促进中国与世界各国之间相互理解和相互合作，是我们需要进一步思考和研究的重要课题。中医药在匈牙利短短几十载的发展所取得的进展和经验，将为中医药在欧洲特别是中东欧国家的传播与发展起到良好的示范作用，中匈两国在中医药领域的合作也将进一步助力中医药本土化的发展，我们期待着中医药这颗友谊的种子能够在世界各地生根发芽、茁壮成长。

参考文献

［1］中国驻匈牙利大使馆经济商务参赞处.对外投资合作国别（地区）指南：匈牙利.北京：中国商务出版社，2016：16–24.

［2］刘晓丽，李敏.国外的旅游名景［M］.北京：中国社会出版社，2006：98.

［3］刘俊，张钢，艾晓金.匈牙利、保加利亚医疗卫生改革述评：上［J］.中国卫生资源，2005（5）：184–185.

［4］张咏梅.匈牙利中医药的发展与现状［J］.世界中医药，2013（11）：1364–1367.

［5］夏林军.匈牙利中医概况和中医立法后的思考（一）［J］.中医药导报，2016（8）：1–4.

［6］杜石砚，臧春元，刘益群.匈牙利植物药科技考察［J］.国外医药（植物药分册），1989（1）：19–22.

［7］何畅.从英国禁令分析中药出口欧盟的重金属超标问题及对策［J］.中草药，2016（10）：1820–1824.

［8］ORAVECZ M.传统中医养生在匈牙利的发展情况［C］.首届中医药健康论坛：中医科学养生，北京，2010.

［9］廖伟，李位三.蜂疗临床应用特点和医疗保健机理的研

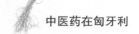

究［J］.蜜蜂杂志，2006（2）：10-12.

［10］乔玉山.加大对外交流　促进祖国医学发展——考察俄罗斯、波兰、匈牙利中医药纪实［J］.中医药导报，2011（10）：106-108.

［11］于福年，夏林军.匈牙利中医药发展历程及前景展望［EB/OL］.［2013-11-01］.http://www.wfcms.org/menuCon/contdetail.jsp?id=5172.

［12］巴拉蜡·佳浓斯，吴滨江，朱民.匈牙利中医针灸发展和传播的研究［J］.中医药导报，2017（6）：1-3.

［13］徐晓婷，沈远东.匈牙利中医药立法对中医国际化传播的启示［J］.中医药文化，2018（1）：80-86.

［14］孙晓生.温泉养生及其现代研究［J］.新中医.2011（12）：103-104.

［15］张冰.欧洲中医药教育的发展与思考［J］.中医教育，2000（5）：46-48.

［16］王阳.中医药在匈牙利［J］.全球科技经济瞭望，2003（5）：54-56.

［17］于福年.中医药在匈牙利的发展与展望［C］.第三届国际传统医药大会文集，2004：11.

［18］任芳.匈牙利中药市场具有开发潜力［N］.中国医药报，2009-07-13（2）.

［19］周安宁.匈牙利的养蜂业［J］.养蜂科技，1991（4）：40.

［20］陆颖，赵丹，李小青，等.海外中医孔子学院的发展现状初探［J］.中医药文化，2016（3）：18-23.

附录1 《中医基本名词术语中匈英对照国际标准》简介和目录

一、简介

（一）文词条筛选

《中医基本名词术语中匈英对照国际标准》包括6 526个词条。其中文词条主要来源于中华人民共和国国家中医药管理局和教育部高等教育司组织编写的《中医药常用名词术语词典》，中医药学名词审定委员会审定的《中医药学名词》，经国家中医药管理局和中国国家标准化管理委员会批准立项而缩制，2006年5月26日发布的《中华人民共和国国家标准中医基础理论术语》（GB/T20348-2006）。

（二）词条格式及排列

（1）每个词条包括编码、中文、汉语拼音及匈英译对应词。

例如：01-002 中医基础理论〔zhōngyī jīchǔ lǐlùn〕a kínai orvoslás elméleti alapjai/basic theoryof Chinese medicine。

（2）词条按照中医学术体系归类排列，按以下方式编码：

01 学科、专业人员；02 阴阳五行；03 脏象；04 形体官窍；05 气血津液精神；06 经络；07 病因；08 病机；09 诊法；10 辨证；11 治则治法；12 中药；13 方剂；14 内科；15 外科；16 妇科；17 儿科；18 眼、耳鼻喉科；19 骨科；20 针灸；21 养生康复、五运六气。

（三）符号说明

（1）一个中文词条如有多种含义，则在其不同英译词前加1）、2）、3）等序号。

例如：水气1）edema 2）retention of fluid。

（2）一个中文词条如有多种译法，则在其不同英译词间用分号";"。

例如：经络 meridian; channel。

（3）用斜线"/"隔开的词，表示可任择其一。

例如：虚证 deficiency syndrome/pattern。

（四）"中医名词术语匈英译"的原则

本标准中所有词条的英文对应词来源于世界中医药学会联合会《SCM 0002-2007中医基本名词术语中英对照国际标准》。力求匈英译"信、达、雅"，为此，应遵守以下基本原则。

（1）对应性。匈英译词义尽量与其中文学术内涵相对应，是最重要的原则。

（2）简洁性。在不影响清晰度的前提下，译名越简单越好，避免辞典式释义。

（3）同一性。同一概念的名词只用同一词对译。

（4）约定俗成。目前已通行的译名，与前述原则虽然不完全符合，仍可考虑采用。

（五）"中医药名词术语匈英译"的方法

（1）中医基础、中医诊断、治则治法的名词术语，应尽量采用直译，用普通匈英语作对应词，避免与现代医学概念混淆。

例如："肾主水"译为kidney governing water而不译为kidney governing water metabolism；"活血"译为activating blood而不译为activating blood circulation。

（2）多数中医形体关窍名词有与之完全对应的匈英译词（西医解剖名词），匈英译时应选用这些对应词而不另造新词，以免使读者将其误解中医特有的解剖结构。

例如："面王"英文对应词为tip of nose，而不必另造新词译为king of face。

（3）中药名称采用四译法，每一个中药词条后，均按顺序列出汉语拼音名、拉丁名及匈英文名称。

例如："当归"译为danggui，Radix Angelicae Sinensis; Chinese Angelica, kínai angyalgyökér。

（4）中医疾病名称的匈英译如某中医病名与唯一的西医病名相对应，直译中医病名，并将对应的匈英文西医病名放在括号内，置于中医病名之后。

例如："风火眼"的英文对应词为wind-fire eye (acute

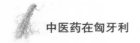

conjunctivitis)。

如果一个中医病名与两个或两个以上西医病名相对应，不能只选其中的一个西医病名作对应词。

例如：中医的消渴与西医的糖尿病（diabetes mellitus）、尿崩症（diabetes insipidus）及精神性烦渴（psychogenic polydipsia）均有对应关系。因此消渴可直译为 consumptive thirst 等，而不能将"dia-betes mellitus"定为消渴英语对应词。

二、正文目录

A terminológia szócikkei 正文 Main text

01 Tudományágak és szakmák 学科、专业人员 Subjects and professionals

　　Tudományágak 学科 Subjects

　　Szakmák 专业人员 Professionals

02 Filozófiai, elméleti alapok: yin-yang és az öt elem 阴阳五行 Yin-yang and five elements/phases

03 Belső szervi megnyilvánulások 脏象 Visceral manifestation

04 Testrészek és nyílások 形体官窍 Body parts and orfices

05 Qi, vér, testnedvek és szellem 气血津液精神 Qi, blood, fluid and spirit

06 Csatornák és hálózatok（meridiánok）经络 Meridians/channels and collaterals

07 Kóroktan 病因 Disease cause

08 Kórfolyamatok 病机 Mechanism of disease

09 Vizsgálati módszerek 诊法 Diagnostic methods

10 Szindrómadifferenciálás 辨证 Syndrome differentiation/Pattern identification

11 Kezelési elvek és módszerek 治则治法 Therapeutic principles and methods

12 Hagyományos kínai gyógyszerészet 中药 Chinese materia medica

Külsőt oldó gyógyszerek 解表药 Exterior-releasing medicinals

Hőséget tisztító gyógyszerek 清热药 Heat-clearing medicinals

Hashajtó gyógyszerek 泻下药 Purgative medicinals

Szél-nedvességet elűző gyógyszerek 祛风湿药 Wind-damp-dispelling medicinals

Nedvességet átalakító gyógyszerek 化湿药 Damp-resolving medicinals

Nedvességet kiszivárogtató gyógyszerek 利水渗湿药 Damp-draining diuretics

Belsőt melegítő gyógyszerek 温里药 Interior-warming medicinals

Qi-szabályozó gyógyszerek 理气药 Qi-regulating medicinals

Ételt oldó gyógyszerek 消食药 Digestant medicinals

Vérzéscsillapító gyógyszerek 止血药 Hemostatic medicinals

Vérélénkítő, pangásoldó gyógyszerek 活血化瘀药 Blood-activating medicinals

Nyálkát átalakító gyógyszerek 化痰药 Phlegm-resolving medicinals

Köhögést megállító, fulladást csillapító gyógyszerek 止咳平喘

药 Antitussive and antiasthmatic medicinals

Nyugtató gyógyszerek 安神药 Tranquilizing medicinals

Májat csillapító, szelet kioltó gyógyszerek 平肝熄风药 Liver-pacifying wind-extinguishing medicinals

Nyílásokat nyitó gyógyszerek 开窍药 Resuscitative medicinals

Hiányt pótló gyógyszerek 补虚药 Tonifying medicinals

Összehúzó gyógyszerek 收涩药 Astringent medicinals

Hánytató gyógyszerek 涌吐药 Emetic medicinals

Külsőleg és vegyes gyógyszerek 外用药及其他 Externally applied and miscellaneous medicinals

13　Hagyományos kínai recepttan 方剂 Formulae

Külsőt oldó receptek 解表剂 Exterior-releasing formulae

Hőséget tisztító receptek 清热剂 Heat-celaring formulae

Nyári hőséget tisztító receptek 清暑剂 Summerheat-clearing formulae

Hashajtó receptek 泻下剂 Purgative formulae

Harmonizáló receptek 和解剂 Harmonizing formulae

Belsőt melegítő receptek 温里剂 Warming interior formulae

Pótló-erősítő receptek 补益剂 Tonifying formulae

Megszilárdító-összehúzó receptek 固涩剂 Astringent formulae

Nyugtató receptek 安神剂 Tranquilizing formulae

Nyílásokat nyitó receptek 开窍剂 Resuscitative formulae

Qi-szabályozó receptek 理气剂 Qi-regulating formulae

Vérszabályozó receptek 理血剂 Blood-regulating formulae

Szelet kezelő receptek 治风剂 Wind-relieving formulae

Szárazságot kezelő receptek 治燥剂 Dryness-relieving formulae

Nedvességet elűző receptek 祛湿剂 Dampness-dispelling formulae

Nyálkaűző receptek 祛痰剂 Phlegm-expelling formulae

Ételoldó receptek 消食剂 Digestive formulae

Egyéb receptek 其他方剂 Miscellaneous formulae

14 Belgyógyászati betegségek 内科病 Internal diseases

15 Sebészeti betegségek 外科病 External diseases

16 Nőgyógyászati betegségek 妇科病 Gynecological diseases

17 Gyermekgyógyászati betegségek 儿科病 Pediatric diseases

18 Szemészeti és fül-orr-gégészeti betegségek 眼、耳鼻喉科病 Ophthalmic and otorhinolaryngologic diseases

Szemészeti betegségek 眼科病 Ophthalmic diseases

Fül-orr-gégészeti betegségek 耳鼻喉科病 Otorhinolaryngologic diseases

19 Ortopédiai és traumatológiai betegségek 骨伤科病 Orthopedic and traumatic diseases

20 Akupunktúra és moxibuszció 针灸 Acupuncture and moxibustion

A tizennégy csatorna/meridián nevezéktana 十四经名称 Nomenclature of the fourteen meridians/channels

Az extra pontok testtájak szerinti felosztása 经外穴标定位名称 Position of extra points

A csatornák/meridiánok akupontjainak nevezéktana 经穴名称 Points of meridians/channels

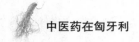

Az extra pontok nevezéktana 经外穴名称 Extra points

Skalpakupunktúrás vonalak 头针穴线 Scalp Acupuncture lines

Fülzónák 耳部分区 Auricular zones

A fülpontok nevezéktana 耳穴名称 Ear points

21 Egészségmegőrzés és rehabilitáció; az öt mozgás és a hat qi rendszere 养生康复、五运六气 Health preservation and rehabilitation, five circuits and six qi

Függelékek 附录 Appendix

1. Függelék: Útmutató a kínai szavak pinyin-rendszerű latin betűs átí rásához 附录1：汉语拼音阅读方法（匈语）Appendix 1: A guide to Chinese pronounciation according to pinyin romanization（in Hungarian）

2. Függelék: A kínai történelem dinasztikus korszakai 附录2：中国历史朝代简表 Appendix 2: A brief chronology of Chinese history

3. Függelék: HKO járóbeteg dokumentáció formátuma és követelmén−yei 附录3：中医病历书写格式和要求 Appendix 3: The format and requirements in writing TCM out-patient medical records

4. Függelék: Akupunktúrával kezelhető betegségek (a WHO 2003-ban kiadott acupuncture: Review and analysis of reports on controlled clinical trials című dokumentuma alapján) 附录4：针灸适应证（根据世界卫生组织2003年发表的《针灸：临

床试验的评论和分析》文件）Appendix 4: Diseases that can be treated with acupuncture (according to acupuncture: Review and analysis of reportson controlled clinical trials published by WHO in 2003)

Irodalomjegyzék 参考资料 References

Keresőindexek 索引 Index of Code Numbers

A szócikkek kínai pinyin szerinti indexe 汉语词条拼音索引 Index of terms in order of pinyin

A szócikkek kínai vonássorrend szerinti indexe 汉语词条笔画索引 Index of terms in order of chinese character strokes

Gyógyszerek pinyin szerinti indexe 中药拼音索引 Pinyin index of materia medica

Gyógyszerek latin farmakológiai név szerinti indexe 拉丁药名索引 Latin pharmaceutical name index

Receptek pinyin szerinti indexe 方剂拼音索引 Pinyin index of formulae

Akupontok pinyin szerinti indexe 穴位拼音索引 Pinyin index of acupuncture points

A szócikkek magyar betűrendi indexe 匈语索引 Hungarian alphabetic index

A szócikkek angol betűrendi indexe 英语索引 English alphabetic index

附录 2 匈牙利参与制订国际标准化活动及新项目提案

序号	项目编号	项　目　名　称	匈牙利利表态	进展阶段
1	ISO 21291:2019	Traditional Chinese medicine — Therapeutic fumigation devices 中医药—熏蒸治疗仪	弃权	2019 年 5 月出版
2	ISO 21292	Traditional Chinese medicine — Electric heating moxibustion equipment 中医药—电热灸设备	弃权	委员会草案阶段
3	ISO 21310	Traditional Chinese medicine — Microscopic examination on medicinal herbs 中医药—药用植物显微镜检测	弃权	技术报告最终出版阶段
4	ISO 21311	Traditional Chinese medicine — Astragalus root (astragalus membranaceus) 中医药—膜荚黄芪	弃权	工作组草案阶段
5	ISO 21313	Traditional Chinese medicine — Platycodon grandiflorum root 中医药—桔梗	赞同	工作组草案阶段
6	ISO 21366:2019	Traditional Chinese medicine — General requirements for smokeless moxibustion 中医药—无烟灸的通用要求	赞同并参与	2019 年 5 月出版
7	ISO 21312	Traditional Chinese medicine — Safe use of acupuncture needles in the acupoints requiring special caution 中医药—需特别关注穴位的针刺安全操作	赞同并参与	已撤销

（续表）

序号	项目编号	项目名称	匈牙利表态	进展阶段
8	ISO 18662-2	Traditional Chinese medicine—Vocabulary—Part 2: processing of Chinese materia medica 中医药 中医药—词汇—第二部分：中药炮制	赞同并参与	工作组草案阶段
9	ISO 21300	Traditional Chinese medicine — Guidelines for Chinese material medica specification 中医药—中药材商品规格等级通则	弃权	国际标准草案阶段
10	ISO 21314:2019	Traditional Chinese medicine — Salvia miltiorrhiza root and rhizome 中医药—丹参	赞同	2019年2月出版
11	ISO 21315:2018	Traditional Chinese Medicine — Ganoderma lucidum fruiting body 中医药—灵芝	赞同	2018年12月出版
12	ISO 21316:2019	Traditional Chinese Medicine — Isatis indigotica root 中医药—板蓝根	赞同	2019年2月出版
13	ISO 21317:2019	Traditional Chinese medicine — Lonicera japonica flower 中医药—金银花	赞同	2019年3月出版
14	ISO/TR 20498-5:2019	Traditional Chinese medicine — Computerized tongue image analysis system — Part 5: Tongue color and tongue coating color 中医药—计算机舌诊系统—第五部分：舌质颜色和舌苔颜色	赞同	2019年1月出版

（续表）

序号	项目编号	项 目 名 称	匈牙利表态	进展阶段
15	ISO 21370:2019	Traditional Chinese medicine — Dendrobium officinale stem 中医药—铁皮石斛	弃权	2019年2月出版
16	ISO 21371:2018	Traditional Chinese medicine — Labelling requirements of products intended for oral or topical use 中医药—口服或局部应用的中药产品的标签要求	弃权	2018年1月出版
17	ISO 20498-3	Traditional Chinese medicine — Computerized tongue image analysis system — Part 3: Colour chart 中医药—计算机舌诊系统—第三部分：色卡	赞同	国际技术规范出版阶段
18	ISO 20498-4	Traditional Chinese medicine — Computerized tongue image analysis system — Part 4: Peripheral visual instruments 中医药—计算机舌诊系统—第四部分：外围视觉仪器	赞同	国际技术报告出版阶段
19	ISO 21373	Traditional Chinese medicine — Minimum requirements for herbal dispensing services 中医药—中草药煎药服务的最低要求	赞同	委员会草案阶段
20	ISO 21374	Traditional Chinese medicine — Herbal medicine decoction service 中医药—中药汤剂服务	赞同	已撤销

（续表）

序号	项目编号	项 目 名 称	匈牙利表态	进展阶段
21	ISO 19609-1	Traditional Chinese medicine — Quality and safety of natural materials and manufacturing products made with natural materials used in and as traditional Chinese medicine（TCM）— Part 1: General 中医药—使用天然物质制成的天然药物及加工产品的质量安全—第一部分：通用要求	赞同	委员会草案阶段
22	ISO 19609-2	Traditional Chinese medicine — Quality and safety of natural materials and manufacturing products made with natural materials used in and as traditional Chinese medicine（TCM）— Part 2: Identity testing 中医药—使用天然物质制成的天然药物及加工产品的质量安全—第二部分：身份鉴定	赞同	委员会草案阶段
23	ISO20497	Traditional Chinese medicine—Facial image acquisition device 中医药—面部图像采集装置	赞同	预备提案
24	ISO 22212:2019	Traditional Chinese medicine — Gastrodia tuber 中医药—天麻	赞同	2019 年 3 月出版
25	ISO 22213	Traditional Chinese medicine—Traditional glass cupping device 中医药—传统玻璃罐具	赞同	国际标准草案阶段
26	ISO 22217	Traditional Chinese medicine — Storage requirements for raw materials and decoction pieces 中医药—中药材和中药饮片储存要求	赞同	国际标准草案阶段

（续表）

序号	项目编号	项 目 名 称	匈牙利表态	进展阶段
27	ISO 22236	Traditional Chinese medicine — Thread embedding acupuncture needle for single use 中医药—一次性使用埋线针	赞同	国际标准草案阶段
28	ISO 22256	Traditional Chinese medicine—Determination of irradiated traditional Chinese medicine using photostimulated luminescence 中医药—辐照中药光释光检测法	赞同	国际标准草案阶段
29	ISO 22258	Traditional Chinese medicine—Determination of pesticide residues in natural products by GC 中医药—中药农残检测	赞同	国际标准草案阶段
30	ISO 22283	Traditional Chinese medicine — Determination of aflatoxins in natural products by LC-FLD 中医药—中药黄曲霉毒素检测 LC-FLD法	赞同	国际标准草案阶段
31	ISO 22465	Traditional Chinese medicine — Electrical cupping device 中医药—电子拔罐仪	赞同	预备项目
32	ISO 22466	Traditional Chinese medicine—Laser acupoint radiation device 中医药—激光穴位照射仪	赞同	工作组草案阶段
33	ISO 22467	Traditional Chinese medicine—Determination of microorganism in herbal medicines used in traditional Chinese medicine 中医药—中草药微生物测定	赞同	委员会草案阶段

（续表）

序号	项目编号	项　目　名　称	匈牙利表态	进展阶段
34	ISO 22584	Traditional Chinese medicine — Angelica sinensis root 中医药—当归	弃权	最终国际标准草案阶段
35	ISO 22585	Traditional Chinese medicine — Codonopsis pilosula root 中医药—党参	赞同	预备项目
36	ISO 22586	Traditional Chinese medicine—Paeonia lactiflora root 中医药—白芍	弃权	预备项目
37	ISO 22587	Traditional Chinese medicine—Acupoint magnetotherapy plaster 中医药—穴位磁贴	弃权	预备项目
38	ISO22589	Traditional Chinese medicine — General requirement for the risk control in the safe use of acupuncture 中医药—针灸安全使用中的风险控制的通用要求	弃权	预备项目
39	ISO 22590	Traditional Chinese medicine—Determination of sulfur dioxide in herbal medicines used in traditional Chinese medicine 中医药—二氧化硫量的测定	弃权	国际标准草案阶段
40	ISO 22894	Traditional Chinese medical—Pulse waveform format 中医药—脉波格式	弃权	最终国际标准草案阶段
41	ISO 22905	Traditional Chinese Medicine—Coixlacryma-jobi var. ma-yuen seed 中医药—薏苡仁	赞同	预备项目

（续表）

序号	项目编号	项 目 名 称	匈牙利表态	进展阶段
42	ISO 22906	Traditional Chinese medicine — Corydalis yanhusuo tuber 中医药—延胡索	赞同	预备项目
43	ISO 22907	Traditional Chinese medicine — Uncariarhynchophylla stem with hook 中医药—钩藤	赞同	预备项目
44	ISO 22988	Traditional Chinese medicine — Astragalus mongholicus root 中医药—蒙古黄芪	弃权	最终国际标准草案阶段
45	ISO 23189	Traditional Chinese medicine — Determination of ochratoxin a in natural products by LC-FLD 中医药—用LC-FLD法测定天然产物中赭曲霉毒素A的含量	弃权	预备项目
46	ISO 23190	Traditional Chinese medicine — Determination of aristolochic acids in natural products by HPLC 中医药—高效液相色谱法测定天然产品中马兜铃酸的含量	弃权	工作组草案阶段
47	ISO 23191	Traditional Chinese medicine — Determination of selected Aconitum alkaloids by HPLC 中医药—高效液相色谱法测定附子生物碱的含量	弃权	工作组草案阶段
48	ISO 23193	Traditional Chinese medicine — Lycium barbarum and lycium chinense fruit 中医药—枸杞子	弃权	国际标准草案阶段

（续表）

序号	项目编号	项目名称	匈牙利表态	进展阶段
49	ISO 23194	Traditional Chinese medicine — Crataegus fruit 中医药—山楂	弃权	预备项目
50	ISO 23197	Traditional Chinese medicine — Specification and grade of Saposhnikovia divaricata root 中医药—防风规格与等级	弃权	预备项目
51	ISO 23311	Traditional Chinese medicine — Dimocarpus longan aril 中医药—龙眼	弃权	预备项目
52	ISO 23419	Traditional Chinese medicine — General requirement of manufacturing procedure and its quality control for granules 中医药—中药配方颗粒质量控制加工流程	赞同	工作组草案阶段
53	ISO 24571	Traditional Chinese medicine — General requirements for the basic safety and essential performance of electro-acupuncture stimulator 中医药—电针仪的基本安全与性能	赞同	工作组草案阶段
54	ISO/TS 22990	Traditional Chinese medicine — Categories of clinical terminological systems to support integration of Traditional Chinese medicine and western medicine 中医药—中西医结合临床术语分类系统	弃权	委员会草案阶段
55	ISO/TS 23030	Traditional Chinese medicine—Clinical Document Architecture (CDA) for prescription of TCM decoction Pieces 中医药—中药饮片处方的临床文献体系（CDA）	弃权	委员会草案阶段

（续表）

序号	项目编号	项　目　名　称	匈牙利表态	进展阶段
56	ISO/TR 23021:2018	Traditional Chinese medicine — Controlled vocabulary on Japanese Kampo crude drugs 中医药—汉方药材词汇	赞同	2018年8月出版
57	ISO/TR 23022:2018	Traditional Chinese medicine — Controlled vocabulary on Japanese Kampo formulas and the indication codes for the products 中医药—汉方方剂及产品编码	赞同	2018年4月出版
58	ISO/NP 23723	Traditional Chinese medicine — General requirements for herbal raw material and materiamedica 中医药—中药材通用要求	弃权	工作组草案阶段
59	ISO/NP 23956	Traditional Chinese medicine — Determination of benzopyrene in processed natural products 中医药—天然制品中苯并芘的含量测定	弃权	工作组草案阶段
60	ISO/NP 23958-1	Traditional Chinese medicine — Dermal needle for single use — Part 1: Tapping type 中医药—一次性皮肤针—第一部分：叩针	弃权	工作组草案阶段
61	ISO/NP 23958-2	Traditional Chinese medicine — Dermal needle for single use — Part 2: Roller type 中医药—一次性皮肤针—第二部分：滚针	弃权	工作组草案阶段

（续表）

序号	项目编号	项 目 名 称	匈牙利表态	进展阶段
62	ISO/NP 23959	Traditional Chinese medicine — Glehnia littoralis root 中医药—北沙参	弃权	工作组草案阶段
63	ISO/PWI 23960	Traditional Chinese medicine — Glycyrrhiza uralensis root and rhizome 中医药—甘草	弃权	预备项目
64	ISO/NP 23961-1	Traditional Chinese medicine — Vocabulary for diagnostics — Part 1: Tongue 中医药—诊断词同汇—第一部分：舌	赞同并参与	工作组草案阶段
65	ISO/NP 23961-2	Traditional Chinese medicine — Vocabulary for diagnostics — Part 2: Pulse 中医药—诊断词同汇—第二部分：脉	赞同并参与	工作组草案阶段
66	ISO/NP 23962	Traditional Chinese medicine — Processed aconitum carmichaelii lateral root 中医药—附子	赞同并参与	工作组草案阶段
67	ISO/NP 23963-1	Traditional Chinese medicine — Requirements for process traceability system of Chinese materia medica and decoction pieces — Part 1: Components 中医药—中药饮片溯源体系要求—第一部分：组成	弃权	工作组草案阶段
68	ISO/NP 23963-2	Traditional Chinese Medicine — Requirements for process traceability system of Chinese materia medica and decoction pieces — Part 2: Electronic labelling 中医药—中药饮片溯源体系要求—第二部分：电子标签	弃权	工作组草案阶段

（续表）

序号	项目编号	项 目 名 称	匈牙利表态	进展阶段
69	ISO/PWI23964	Traditional Chinese medicine — Saposhnikovia divaricata root and rhizome 中医药—防风	弃权	预备项目
70	ISO/NP 23965	Traditional Chinese medicine—Bupleurum chinense and Bupleurum scorzonrifolium root 中医药—柴胡	弃权	工作组草案阶段
71	ISO/PWI23966	Traditional Chinese medicine — Panax quinquefolium root 中医药—西洋参	弃权	预备项目
72	ISO/PWI 23967−1	Traditional Chinese medicine — Coding System for Chinese Patent Medicines — Part 1: Coding Rules 中医药—中成药编码系统—第一部分：编码规则	弃权	预备项目
73	ISO/PWI 23968	Traditional Chinese Medicine — Gravimetric determination of total ginseng saponins 中医药—人参总皂苷的重量测定方法	弃权	预备项目
74	ISO/NP 23972	Traditional Chinese medicine — Zingiber officinale rhizome 中医药—干姜	弃权	工作组草案阶段
75	ISO/NP TS 23957	Traditional Chinese medicine — General information structure for herbal raw material 中医药—中药原材料信息框架通则	弃权	预备项目

（续表）

序号	项目编号	项 目 名 称	匈牙利表态	进展阶段
76	ISO/NP TS 23969	Traditional Chinese medicine—Commercial grades of Lonicera japonica flower 中医药—金银花商品规格	弃权	预备项目
77	ISO/PWI23194.2	Traditional Chinese medicine—Crataegus fruit 中医药—山楂	弃权	预备项目
78	ISO/PWI 24184	Traditional Chinese medicine—Andrographis paniculata herb 中医药—穿心莲	弃权	预备项目
79	ISO/NP 22585.2	Traditional Chinese medicine—Codonopisis pilosula root 中医药—党参	赞同并参与	工作组草案阶段
80	ISO/NP 22586.2	Traditional Chinese medicine—Paeonia lactiflora root 中医药—白芍	赞同并参与	工作组草案阶段

备注：以上信息更新至2019年6月。